essentials

essentials liefern aktuelles Wissen in konzentrierter Form. Die Essenz dessen, worauf es als „State-of-the-Art" in der gegenwärtigen Fachdiskussion oder in der Praxis ankommt. *essentials* informieren schnell, unkompliziert und verständlich

- als Einführung in ein aktuelles Thema aus Ihrem Fachgebiet
- als Einstieg in ein für Sie noch unbekanntes Themenfeld
- als Einblick, um zum Thema mitreden zu können

Die Bücher in elektronischer und gedruckter Form bringen das Expertenwissen von Springer-Fachautoren kompakt zur Darstellung. Sie sind besonders für die Nutzung als eBook auf Tablet-PCs, eBook-Readern und Smartphones geeignet. *essentials:* Wissensbausteine aus den Wirtschafts-, Sozial- und Geisteswissenschaften, aus Technik und Naturwissenschaften sowie aus Medizin, Psychologie und Gesundheitsberufen. Von renommierten Autoren aller Springer-Verlagsmarken.

Weitere Bände in der Reihe http://www.springer.com/series/13088

Vincent Mustapha · Florian Schweden

Arbeitsanalyse – Arbeitsbewertung – Arbeitsgestaltung

Anforderungen der Gegenwart und Zukunft bewältigen

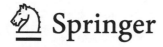 Springer

Vincent Mustapha
Martin-Luther-Universität
Halle-Wittenberg, Halle (Saale),
Deutschland

Florian Schweden
Institut für Arbeitsgestaltung und
Organisationsentwicklung, Hamburg,
Deutschland

ISSN 2197-6708 ISSN 2197-6716 (electronic)
essentials
ISBN 978-3-658-33128-3 ISBN 978-3-658-33129-0 (eBook)
https://doi.org/10.1007/978-3-658-33129-0

Die Deutsche Nationalbibliothek verzeichnet diese Publikation in der Deutschen Nationalbibliografie; detaillierte bibliografische Daten sind im Internet über http://dnb.d-nb.de abrufbar.

Planung/Lektorat: Eva Brechtel-Wahl
Springer ist ein Imprint der eingetragenen Gesellschaft Springer Fachmedien Wiesbaden GmbH und ist ein Teil von Springer Nature.
Die Anschrift der Gesellschaft ist: Abraham-Lincoln-Str. 46, 65189 Wiesbaden, Germany

Vorwort

Der Inhalt und Aufbau dieses Essentials beruhen auf der Dissertation von Mustapha (2020). Neben der Theorie und den wesentlichen Implikationen, welche in diesem Essential erläutert werden, kann in der Dissertation zusätzlich die empirische Überprüfung nachgelesen werden. Anhand von zwei Studien wird darin die Entwicklung und Erprobung des ganzheitlichen Vorgehens zur Arbeitsanalyse, -bewertung und -gestaltung beschrieben.

Vincent Mustapha
Florian Schweden

Was Sie in diesem *essential* finden können

- eine Einführung in die Herausforderungen der gegenwärtigen und zukünftigen Arbeitswelt
- eine Erläuterung der wesentlichen Begriffe und theoretischen Grundlage der Arbeitspsychologie
- eine Übersicht über die wichtigsten Merkmale, welche bei Arbeitsuntersuchungen erhoben werden sollten
- eine Einführung in die Grundsätze der Arbeitsanalyse, -bewertung & -gestaltung
- die Vorstellung eines ganzheitlichen Vorgehens zur Arbeitsanalyse, -bewertung & -gestaltung im Sinne einer Best Practice

Inhaltsverzeichnis

Einleitung

Die Arbeitswelt und damit auch die Anforderungen an den arbeitenden Menschen befinden sich in einem fortwährenden Wandel, welcher auf gesellschaftliche und technologische Entwicklungen zurückzuführen ist (Mustapha 2020; Schweden 2018). Die Zielstellungen an die Gestaltung der Arbeit bleiben hingegen konstant. Nach Hacker und Sachse (2014) können hierbei drei Zielstellungen hervorgehoben werden.

1. **Effizienz der Leistung:** Der wirtschaftliche und individuelle Aufwand muss im Verhältnis zum Ertrag stehen. In diesem Sinne muss die psychologische Arbeitsgestaltung eine Effizienzverbesserung unterstützen, welche zum Fortbestehen des Unternehmens beiträgt und damit auch Arbeitsplätze sichert.
2. **Schutz vor physischer und psychischer Beeinträchtigung:** Die Arbeitenden müssen vor körperlicher und psychischer Beeinträchtigung sowie Schädigung geschützt werden.
3. **Lern- und Persönlichkeitsförderlichkeit:** Die Arbeit soll Entwicklungsmöglichkeiten bieten. Das bedeutet, dass durch eine lernförderliche Arbeitsgestaltung ein *learning on the job* ermöglicht wird. Einerseits schützen ständige Lernanforderungen vor Demenz sowie kognitiven Abbau (Then et al. 2014, 2015) und andererseits ist eine stetige Weiterentwicklung wichtig, um mittel- und langfristig den Herausforderungen der Arbeitswelt gerecht zu werden.

Alle drei Zielstellungen müssen gemeinsam verfolgt werden, ohne dabei eine zu vernachlässigen oder eine zu bevorzugen. Dies ist möglich, da zwischen ihnen kein Widerspruch besteht. Vielmehr ergänzen und verstärken sich die Zielstellungen gegenseitig (vgl. Hacker und Sachse 2014). Durch eine lern-, persönlichkeits- sowie gesundheitsförderliche Arbeitsgestaltung werden Arbeitende in die Lage

V. Mustapha und F. Schweden, *Arbeitsanalyse – Arbeitsbewertung – Arbeitsgestaltung*, essentials, https://doi.org/10.1007/978-3-658-33129-0_1

versetzt, langfristig hohe Leistungen zu erbringen. Neben weniger fehlbeanspru-
chungsbasierten Fehltagen wird durch eine lern-, persönlichkeits- und gesundheitsförderliche Arbeit auch innovatives und proaktives Verhalten der Arbeitenden
gefördert (Mustapha 2020; Wischmann und Hartmann 2018). Infolge des höheren
Kompetenzniveaus der Arbeitenden können innovative Lösungen leichter erkannt,
umgesetzt und entwickelt werden. Dies hat wiederum positive Auswirkungen
auf die Effizienz der Arbeit. Eine lern-, persönlichkeits- und gesundheitsförderliche Arbeitsgestaltung kann wiederum nur in einem effizienten Arbeitssystem
langfristig erhalten werden.

In den letzten Jahren hat sich ein Ungleichgewicht innerhalb der drei Zielstellungen ergeben. Durch die Novellierung des Deutschen Arbeitsschutzgesetzes
(§ 4, § 5) wurde die psychische Belastung explizit als Gefahrenquelle benannt
(Bundesministerium für Arbeit und Soziales 2013). Dies hat dazu geführt, dass
der Schutz vor Beeinträchtigung die vorrangige Zielstellung der entwickelten Verfahren zur Arbeitsanalyse, -bewertung und -gestaltung wurde (Mustapha 2020).
Diese Verfahren haben vorrangig das Ziel, die Vorgaben bzw. Empfehlungen
für Gefährdungsbeurteilungen psychischer Belastung zu erfüllen. Die weiteren Zielstellungen nach Effizienz sowie Lern- und Persönlichkeitsförderlichkeit
wurden vernachlässigt. Um der Dreifachzielstellung gerecht zu werden, sollten
daher gesetzlich geforderte Gefährdungsbeurteilungen mit wettbewerbsdienlichen
Prozessoptimierungen kombiniert werden (Hacker et al. 2015), welche zusätzlich zu der Verhütung von Fehlbeanspruchung auch die Weiterentwicklung der
Arbeitenden als Ziel haben.

In diesem Essential wird erläutert, wie Unternehmen der Dreifachzielstellung gerecht werden können. Dazu wird im ersten Schritt umrissen, warum eine
Umsetzung der Dreifachzielstellung durch die Herausforderungen der gegenwärtigen und zukünftigen Arbeitswelt immer wichtiger wird. Danach werden die
theoretischen Grundlagen erläutert, welche bei einer Arbeitsanalyse, -bewertung
und -gestaltung berücksichtigt werden müssen. Den Kern des Essentials bilden
die anschließend vorgestellten Grundsätze der Arbeitsanalyse, -bewertung und
-gestaltung. Zum Abschluss wird mit Hilfe eines Best Practice-Beispiels die
Vorgehensempfehlung für eine ganzheitliche Arbeitsanalyse (einschließlich einer
vollständigen Gefährdungsbeurteilung psychischer Belastung) dargestellt.

Gegenwärtige & zukünftige Arbeitswelt

2

In diesem Kapitel werden die größten Trends bzw. Herausforderungen der aktuellen und zukünftigen Arbeitswelt zusammengefasst, welche eine Umsetzung der Dreifachzielstellung notwendig machen. Dabei wird zwischen der gesellschaftlichen und der technologischen Perspektive unterschieden (Mustapha 2020). Während die gesellschaftliche Perspektive vor allem durch den *demografischen Wandel,* die *Globalisierung* und den *Wertewandel* geprägt ist, wird die technologische Perspektive durch die *Digitalisierung* mit all ihren Aspekten bestimmt (vgl. Schermuly 2019; Zink und Bosse 2019). Die beiden Perspektiven stehen im Zusammenhang und erzeugen eine dynamische Veränderung der Arbeitswelt, welche mit dem Akronym VUKA (volatil, unsicher, komplex, ambig) beschrieben werden kann (vgl. Mustapha 2020). Mit der COVID-19-Pandemie hat sich diese dynamische Veränderung verstärkt. Neben gesellschaftlichen Auswirkungen hat die Pandemie insbesondere zu einer Beschleunigung der Entwicklung und Implementierung neuer Technologien geführt.

2.1 Gesellschaftliche Perspektive

Demografischer Wandel Der demografische Wandel führt in den Industrienationen wie Deutschland zu einer deutlichen Alterung der Gesellschaft (vgl. Brunsbach 2018). Entsprechend der Prognose des Statistischen Bundesamtes (2011, 2019) steigt in Deutschland der Anteil der Bevölkerung über 65 Jahre von 21 % im Jahr 2018 auf 34 % im Jahr 2060. Die Ursachen sind vor allem in der steigenden Lebenserwartung, aber auch der schrumpfenden Bevölkerungszahl zu finden (Brunsbach 2018). Somit steht die Gesellschaft vor der Herausforderung, die beitragspflichtigen

Beschäftigten zu erhöhen, damit eine Finanzierung der gesetzlichen Rentenversicherung auch nach dem Jahr 2030 noch gewährleistet werden kann (Hinrichs 2017). Das Absenken der Rente, ist durch das Grundsicherungsniveau begrenzt und auch eine Erhöhung der Beitragssätze sowie Bundeszuschüsse ist endlich. Letztlich wird das Renteneintrittsalter als wesentliche Stellgröße angesehen (Hinrichs 2017). Daraus kann abgeleitet werden, dass das abschlagsfreie Renteneintrittsalter über die bisher anvisierten 67 Jahre ansteigen wird (Mustapha 2020). Die Arbeit muss daher alters- und alternsgerecht sein, um länger als bisher die individuellen Leistungsvoraussetzungen zu erhalten oder zu entwickeln.

Zugleich verstärkt sich durch den demografischen Wandel auch der Fachkräftemangel (Schermuly 2019; Zink und Bosse 2019). Davon sind besonders Berufe betroffen, die nicht durch die später im Text erläuterte Digitalisierung substituiert werden können (Apt und Bovenschulte 2018). Untersuchungen zeigen, dass eine Vielzahl von Ingenieursstellen, Stellen mit naturwissenschaftlichem Abschluss oder Stellen in der IT nicht besetzt werden können und dieser Engpass weiter zunehmen wird (vgl. Mustapha 2020). Um im Wettbewerb um die begehrten Fachkräfte bestehen zu können, ist eine gute Arbeitsgestaltung essentiell (Schweden 2018). Letztlich entscheiden sich kreative und innovative Fachkräfte eher für Unternehmen, welche ihnen die Entfaltung ihres kreativen und innovativen Potenzials ermöglichen (vgl. Sommer et al. 2017). Natürlich können Arbeitende auch so weiterentwickelt werden, dass vakante Stellen mit bestehendem Personal besetzt werden können. Dies erfordert allerdings eine langfristige Planung sowie eine lern- und persönlichkeitsförderliche Arbeitsgestaltung.

Globalisierung Die Globalisierung stellt eine weitere Herausforderung dar. Dieser schon langanhaltende Prozess wird auch zukünftig weiter fortschreiten (Grömling und Haß 2009). Die Globalisierung wird durch einen weltweiten, interkulturellen Wirtschaftsraum sowie zunehmende Verflechtungen geprägt und führt zu ständigen Veränderungen der Markt- und Wettbewerbsstruktur (Zink und Bosse 2019). In der Folge nimmt der Wettbewerbsdruck zu, Produktzyklen werden kürzer, die globale Arbeitsteilung steigt und der permanente Anpassungsdruck wird größer (Grömling und Haß 2009). Demgegenüber gibt es aber auch neue Möglichkeiten der Zusammenarbeit (Schermuly 2019). Wie der demografische Wandel wird auch die Globalisierung durch die Technologie bzw. die Digitalisierung beschleunigt. Um als Unternehmen in dieser globalisierten Arbeitswelt bestehen zu können, sind Wissen, Innovationen und Problemlösefähigkeit notwendig (Eckert 2017; Scholl et al. 2012). Es wird somit eine Arbeitsgestaltung gebraucht, die den komplexen Problemstellungen gerecht wird und schöpferisches, innovatives Arbeiten sowie Prozessoptimierungen unterstützt (vgl. Mustapha 2020; Schweden 2018).

Wertewandel Werte sind „allgemeine, grundlegende, zentrale Ziele, Orientierungsstandards und -leitlinien für das Handeln von Individuen, Gruppen-, Organisations- und Gesellschaftsangehörigen und damit auch für die Aktivitäten sozialer Gebilde" (Hillman 2001, S. 15). Insbesondere in der zweiten Hälfte des 20. Jahrhunderts gab es eine Verschiebung von Werten der existentiellen Sicherung hin zu Werten der Selbstverwirklichung (Inglehart 2018). In diesem Zusammenhang nimmt die Freiheit des Individuums zu und gesellschaftliche Werte wie Gleichberechtigung, Ästhetik, Toleranz, Autonomie und Mitbestimmung werden bedeutsamer. Dadurch steigen auch die Erwartungen an die Unternehmen und die Arbeit. Neben der Einkommenssicherung soll die Arbeit auch individuellen Bedürfnissen und Ansprüchen der Arbeitenden gerecht werden (Schweden 2018; Zink und Bosse 2019). Dies spiegelt sich in dem aktuellen Menschenbild des Wissensarbeiters wider (Drucker 1999; Kirchler et al. 2011). Dem Menschenbild entsprechend soll Arbeit Herausforderungen bieten und zur Weiterentwicklung der Fähigkeiten und Fertigkeiten beitragen.

2.2 Technologische Perspektive

Digitalisierung Die Digitalisierung ist eine Hauptursache für die Veränderungen der Arbeitswelt (Schermuly 2019). Sie ist durch „die zielgerichtete Identifikation und das konsequente Ausschöpfen von Potenzialen, die sich aus digitalen Technologien ergeben" (Bundesministerium der Verteidigung 2019, S. 2), gekennzeichnet. Aus wirtschaftlicher Sicht führt sie zu einem Anstieg der Effizienz, Produktivität sowie Kundenorientierung und fördert zudem die Entstehung neuer Unternehmen bzw. ganzer Wirtschaftszweige (vgl. Mustapha 2020). Die Digitalisierung kann dabei in verschiedene Phasen unterteilt werden (Lamoureux 2017). Während die bisherigen Phasen der Digitalisierung besonders durch die Einführung der Großrechner, Personal Computer und der Etablierung des Internets geprägt waren, dominieren aktuell darauf aufbauende Technologien, wie die künstliche Intelligenz, das Internet der Dinge oder Cyberphysische Systeme (Botthof und Hartmann 2015; Lamoureux 2017). Diese Technologien ermöglichen Systeme, welche autonom agieren und Lösungen für definierte Probleme entwickeln können. Sie haben beispielsweise Fabriken zur Folge, in denen Menschen nur noch eine Überwachungsfunktion innehaben (Parker und Grote 2020). Zunehmend sind allerdings auch Dienstleistungsberufe von der Automatisierung betroffen. Für Industriestaaten, in denen circa 75 % der Bevölkerung im Dienstleistungssektor tätig sind, bedeutet dies eine enorme Veränderung der Arbeit (Hacker und Sachse 2014). Es besteht die Gefahr, dass die Arbeitstätigkeiten partialisiert werden und der Mensch nur noch eine Überwachungsfunktion besitzt oder nicht automatisierbare Lücken füllt (Hacker 2018). Das würde einen vorzeitigen Abbau geistiger Leistungsvoraussetzungen, Dequalifizierung und Gesundheitsrisiken nach sich ziehen (Hacker 2018; Then et al. 2014). Zudem geht den Arbeitenden ein tief greifendes Verständnis der Technologie verloren und sie wären nicht mehr im Stande, Fehler zu erkennen, Fehler zu beheben oder Optimierungen vorzunehmen. Außerdem entwickeln sich Arbeitende, die partialisierten Tätigkeiten nachgehen, nicht weiter. Insbesondere für Innovationsarbeit bzw. schöpferische Tätigkeiten, welche durch die neue Technologie nicht übernommen werden kann, ist die Weiterentwicklung der Arbeitenden wichtig. Idealerweise erfolgt diese Weiterentwicklung im Sinne des *learning on the job*. Innovationsarbeit, die proaktiv von den Arbeitenden initiiert wird, ist ein Schlüsselfaktor, um den Herausforderungen der heutigen und zukünftigen Arbeitswelt gewachsen zu sein (vgl. Mustapha 2020). Die Arbeitsgestaltung muss dazu die Grundlagen schaffen.

Durch den technologischen Fortschritt steigt zudem das Risiko von Fehlbeanspruchung der Arbeitenden. Die Informations- und Kommunikationstechnologie führt zu einer Zunahme der Flexibilisierung und Vernetzung (Rau und Hoppe 2020). Ein Großteil der Arbeitstätigkeiten kann dadurch örtlich und zeitlich ungebunden erfolgen. Für komplexe Wissensarbeit oder Innovationsarbeit mit inhaltlichen und zeitlichen Freiheitsgraden entsteht folglich die Gefahr von Entgrenzung (Mustapha 2020; Schweden 2018). Besonders Tätigkeiten mit Vertrauensarbeitszeit, Homeoffice-Regelung und mobiler Arbeit sowie Freelancer sind davon betroffen. Hinzu kommt, dass die Zeitbemessung für komplexe Wissensarbeit oder Innovationsarbeit nur schwer kalkulierbar ist und selbst Stelleninhaberinnen und -inhaber die notwendige Zeit kaum abschätzen können (Rau und Göllner 2018). Die Kombination aus Flexibilisierung und Innovationsarbeit kann im Ergebnis zu einer Arbeitsintensivierung mit Überstunden und Fragmentierung der Nicht-Arbeitszeit führen (Rau und Hoppe 2020). Dies kann auch als Paradox der neuen Arbeitswelt beschrieben werden (Väänänen und Toivanen 2017). Arbeitende haben zwar mehr Handlungsspielraum, können diesen jedoch nur unter Zeitdruck nutzen (vgl. Schweden 2018). Die Arbeitsgestaltung muss somit auch eine realistische Bemessung von Arbeitszeit und Arbeitsmenge beinhalten.

Schlussfolgerung für die gegenwärtige und zukünftige Arbeitswelt

Die Umsetzung einer effizienten, beeinträchtigungsfreien sowie lern- und persönlichkeitsförderlichen Arbeitsgestaltung ist in der gegenwärtigen und zukünftigen Arbeitswelt unerlässlich. Eine solche Arbeitsgestaltung wird den umrissenen gesellschaftlichen und technologischen Herausforderungen gerecht. Sie ermöglicht nicht nur alterns- und altersgerechtes Arbeiten, sondern trägt auch zur Weiterentwicklung der Arbeitenden und somit auch zur Entwicklung von Innovationen bei. Unternehmen, welche sich konsequent an den drei Zielstellungen der Arbeitsgestaltung orientieren, sind auch in Zukunft in der Lage, flexibel auf die Herausforderungen der VUKA-Welt zu reagieren. Um die Dreifachzielstellung umzusetzen, werden nachfolgend die theoretischen Grundlagen und die wichtigsten Arbeitsmerkmale sowie das Vorgehen bei der Arbeitsanalyse, -bewertung und -gestaltung erläutert.

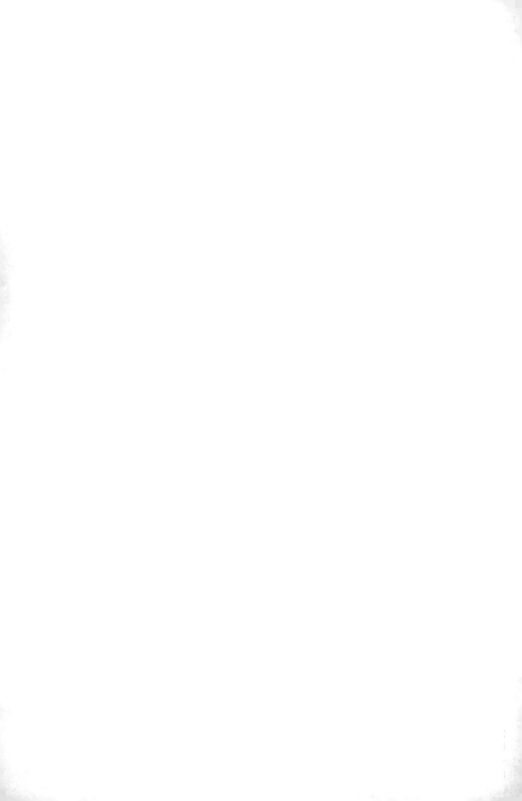

Theoretische Grundlage

3

Grundsätzlich gilt, dass Arbeitsmerkmale immanent auf die Arbeitenden wirken und mittel- bis langfristig eine Anpassung bzw. Veränderung der jeweiligen Leistungsvoraussetzungen des Arbeitenden bewirken (Hacker und Sachse 2014; Mustapha 2020; Schweden 2018). Dieser Ausgangspunkt basiert auf Erkenntnissen des Belastungs-Beanspruchungs-Konzepts (Rohmert und Rutenfranz 1975), des Auftrags-Auseinandersetzungs-Konzepts (Hacker und Richter 1984), des Redefinitionsparadigmas (Hackman 1969) und der Handlungsregulationstheorie (Hacker 1973; Volpert 1974). Ohne diese Konzepte im Detail zu erläutern, wird nachfolgend ein grundlegendes Modell des Arbeitsprozesses und dessen Auswirkungen auf den arbeitenden Menschen vorgestellt (siehe Abb. 3.1).

Die Gesamtheit der *Belastungen* stellt *Anforderungen* an die Arbeitenden dar. Die Belastungen umfassen dabei die *Arbeitsmerkmale*, welche sich aus dem *Job Content* (Arbeitsinhalte wie z. B. inhaltliche und zeitliche Freiheitsgrade) und dem *Job Context* (Arbeitsbedingungen wie z. B. der Arbeitsplatz) zusammensetzen. Diese werden wiederum durch den *Arbeitsauftrag* sowie die bereits vorgestellten gesellschaftlichen und technologischen Entwicklungen beeinflusst.

Entsprechend der *individuellen Leistungsvoraussetzungen* setzt sich der arbeitende Mensch proaktiv mit diesen Anforderungen auseinander (Hacker und Richter 2012). Dabei erfolgt eine individuelle Interpretation des Arbeitsauftrages. Je nach Ressourcen der arbeitenden Person (z. B. Fähigkeiten und Fertigkeiten) entsteht somit eine *redefinierte Aufgabe,* welche in Form der *Tätigkeit bzw. konkreten Arbeitshandlung* umgesetzt wird.

Bei diesem Prozess kommt es zu einem *Arbeitsergebnis*. Neben einem Produkt oder einer Dienstleistung stellt auch ein Fehler bzw. Fehlversuch ein Arbeitsergebnis dar. Wichtig ist das Verständnis, dass bei diesem Prozess immer individuelle Leistungsvoraussetzungen in Anspruch genommen werden und dadurch

V. Mustapha und F. Schweden, *Arbeitsanalyse – Arbeitsbewertung – Arbeitsgestaltung,* essentials, https://doi.org/10.1007/978-3-658-33129-0_3

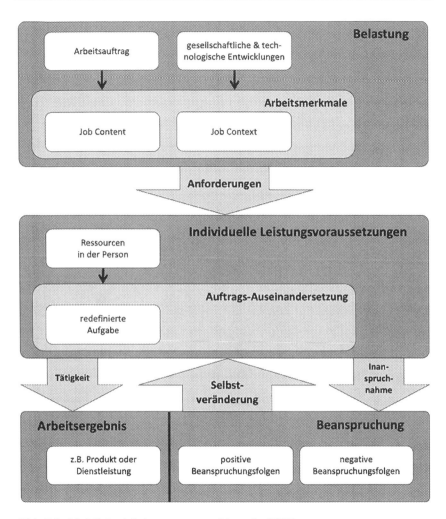

Abb. 3.1 Modell des Arbeitsprozesses aus Mustapha (2020)

Beanspruchungsfolgen entstehen. Je nach Anforderung und individueller Leistungsvoraussetzung sind diese Beanspruchungsfolgen positiv (z. B. Aktivierung, Motivation) und/oder negativ (z. B. Ermüdung, Monotonie, Sättigung).

▶ **Psychische Belastung** „Gesamtheit aller erfassbaren Einflüsse, die von außen auf einen Menschen zukommen und diesen psychisch beeinflussen" (DIN EN ISO 10075-1 2018).

▶ **Psychische Beanspruchung** „Unmittelbare Auswirkung der psychischen Belastung im Individuum in Abhängigkeit von seinem aktuellen Zustand" (DIN EN ISO 10075-1 2018).

(Im Text wird der Zusatz psychisch weggelassen, weil alle Einflüsse, einschließlich der physischen, eine psychische Anforderung an die Arbeitenden stellen und somit beanspruchungsrelevant sind).

Für die Dreifachzielstellung der Arbeit ist insbesondere die *Selbstveränderung* bzw. die Veränderung der individuellen Leistungsvoraussetzungen wichtig, welche aus der Beanspruchung resultiert. Die Selbstveränderung kann einerseits eine Weiterentwicklung oder andererseits eine Beeinträchtigung sein. Doch nicht jede negative Beanspruchungsfolge zieht eine mittel- oder langfristige Beeinträchtigung nach sich. Im Gegenteil kann z. B. eine psychische Ermüdung zu einer Anpassung bzw. Adaption des menschlichen Organismus führen, sodass der arbeitende Mensch über bessere Leistungsvoraussetzungen verfügt bzw. das aktuelle Niveau der Leistungsvoraussetzungen aufrechterhält. Genauso wie beim Sport konditionelle Fähigkeiten trainiert werden müssen, um eine Verbesserung oder einen Erhalt der sportlichen Leistungsfähigkeit zu erzielen, muss die Arbeitstätigkeit dazu beitragen die individuellen Leistungsvoraussetzungen jedes arbeitenden Menschen zu verbessern oder zumindest zu erhalten (vgl. Hacker 2001; Mustapha 2020).

Dementsprechend müssen die Anforderungen bzw. *Verhältnisse* so gestaltet werden, dass sie die individuellen Leistungsvoraussetzungen nicht unterfordern und maximal knapp darüber liegen. Zur Gestaltung der Verhältnisse konnten in wissenschaftlichen Untersuchungen bereits essentielle Arbeitsmerkmale identifiziert werden, welche bereits Eingang in nationale und internationale Normen gefunden haben (Hacker und Sachse 2014; Rau und Buyken 2015).

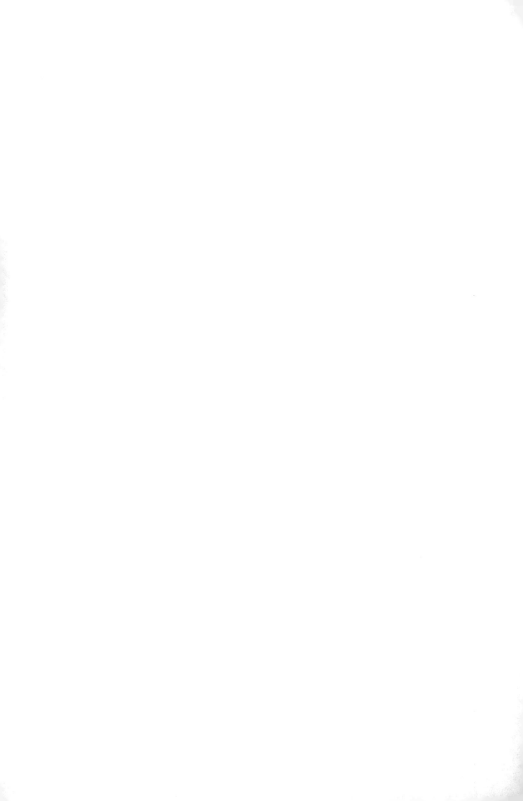

Wesentliche Arbeitsmerkmale

4

Relevante Arbeitsmerkmale für die Gestaltung einer effizienten, beeinträchtigungsfreien sowie lern- und persönlichkeitsförderlichen Arbeitsgestaltung sind bereits bekannt und unter anderem in der DIN EN ISO 6385 (2016) aufgenommen (Hacker und Sachse 2014). Die Norm wurde von einem anerkannten Institut angenommen und zuvor im Konsens von Expertinnen und Experten auf Basis von Wissenschaft, Technik und Erfahrungen erstellt (DIN EN 45020 2007). Die DIN EN ISO 6385 (2016) beinhaltet dabei allgemeine Grundsätze, die für alle Arbeitssysteme Gültigkeit besitzen.

Forderung an gut gestaltete Arbeit entsprechend DIN EN ISO 6385 (2016)

- vollständige und ganzheitliche sinnvolle Arbeitseinheit (keine Partialisierung)
- der eigene Beitrag zum Arbeitssystem wird vom Arbeitenden als bedeutsam wahrgenommen
- die Vielfalt von Fertigkeiten und Fähigkeiten ist angemessen und einseitige repetitive Arbeit wird vermieden
- es existiert Tätigkeitsspielraum hinsichtlich Arbeitstempo, Abfolge und Vorgehen
- ausreichende und sinnvolle Rückmeldungen über die Tätigkeitsausführung
- die Kenntnisse, Erfahrungen, Fertigkeiten und Fähigkeiten des Arbeitenden werden berücksichtigt (keine Unter- und Überforderung)
- Möglichkeiten zum Einsatz und zur Weiterentwicklung vorhandener bzw. zur Aneignung neuer Kenntnisse, Erfahrungen, Fertigkeiten und Fähigkeiten
- Vermeidung sozialer Isolation

Die Originalversion dieses Kapitels wurde revidiert. Ein Erratum ist verfügbar unter https://doi.org/10.1007/978-3-658-33129-0_7

Empirisch konnte die Bedeutung dieser Merkmale zum Beispiel in Metaanalysen und Reviews von Humphrey et al. (2007), Nahrgang et al. (2011), Rau und Buyken (2015) oder Stansfeld und Candy (2006) überprüft werden. Sie können somit als konzeptionelle Grundlage für Arbeitsanalysen betrachtet werden und sollten bei jeder rationell durchgeführten Arbeitsuntersuchung analysiert werden (Hacker et al. 2015). Innerhalb dieser Gruppe von Merkmalen haben die Arbeitsmerkmale Vollständigkeit, Tätigkeitsspielraum und Arbeitsintensität eine übergeordnete Bedeutung (Mustapha 2020; Schweden 2018).

4.1 Metakonstrukt der vollständigen Tätigkeit

Das Konzept der vollständigen Tätigkeit basiert auf der Handlungsregulationstheorie (Hacker 1973; Volper 1974). Der Grad der Vollständigkeit bestimmt demnach die Qualität der psychischen Regulation einer Tätigkeit (Mustapha 2020). Vereinfacht kann die Vollständigkeit von Tätigkeiten durch die sequentielle und hierarchische Vollständigkeit beschrieben werden (Hacker 2009). Die sequentielle Vollständigkeit ist durch folgende Tätigkeitsklassen gekennzeichnet (vgl. Hacker und Sachse 2014; Mustapha 2020):

- *Vorbereiten:* Dies beinhaltet z. B. das Planen der eigenen Tätigkeit oder das Vorbereiten von Arbeitsmitteln und -gegenständen.
- *Organisieren:* Dabei kommt es zur Abstimmung mit vor-, nach- oder nebengelagerten Aufträgen von anderen (z. B. Planung oder Anleitung).
- *Ausführen:* Diese Basistätigkeitsklasse beinhaltet das weisungsgerechte Bearbeiten des Auftrags (z. B. Bedienen einer Maschine).
- *Kontrollieren:* Damit ist die Möglichkeit zum Kontrollieren und gegebenenfalls Korrigieren des eigenen Arbeitsergebnisses gemeint (z. B. Prüfen und Testen).

Die Basistätigkeitsklasse ist das *Ausführen* der Tätigkeit. Durch die Erweiterung um weitere Tätigkeitsklassen verändert sich die psychologische Struktur der Tätigkeit und auch die hierarchische Vollständigkeit nimmt zu. Vereinfacht kann die hierarchische Vollständigkeit (auch Regulationsniveau genannt) in aufsteigender Reihenfolge durch die folgenden Ebenen beschrieben werden (vgl. Hacker 2009):

- *automatisiert-sensomotorische* Regulationsebene (nicht-bewusstseinspflichtig)
- *perzeptiv-begriffliche* Regulationsebene (bewusstseinsfähig und wissensgestützt)

- *intellektuelle* Regulationsebene (bewusstseinspflichtige Analyse- und Synthesevorgänge)

Eine Tätigkeit, welche nur Ausführen als Tätigkeitsklasse beinhaltet und folglich nur eine automatisierte-sensumotorische Regulationsebene aufweist, wird unvollständig bzw. partialisiert genannt. In Abb. 4.1 wird eine solche partialisierte Tätigkeit einer vollständigen Tätigkeit gegenübergestellt.

Aus der Darstellung wird deutlich, dass die Vollständigkeit einer Tätigkeit nicht als einzelnes Arbeitsmerkmal betrachtet werden kann. Sie stellt vielmehr ein *Metakonstrukt* dar, welches viele Arbeitsmerkmale bedingt bzw. beeinflusst. **So sind die wesentlichen Merkmale einer gut gestalteten Tätigkeit nach DIN EN ISO 6385 (2016) bei einer vollständigen Tätigkeit gegeben (Mustapha 2020).**

Der Begriff der Vollständigkeit kann in der Arbeitspsychologie auch als *task identity* im Sinne des *Job Characteristics Model* (JCM, Hackman und Oldham 1975) verstanden werden. Anhand von Beispiel 4.1 wird der Unterschied dieser beiden Konstrukte verdeutlicht und gezeigt, dass das Metakonzept der

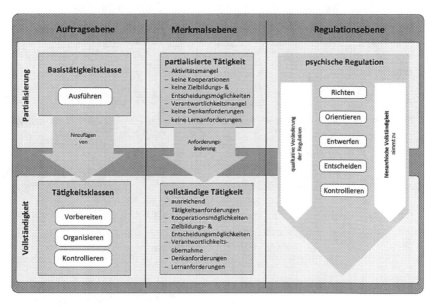

Abb. 4.1 Gegenüberstellung von partialisierten und vollständigen Tätigkeiten (aus Mustapha 2020)

vollständigen Tätigkeit wesentlich komplexer als das Konstrukt der task identity ist.

Beispiel 4.1 zur Unterscheidung von task identity des Job Characteristics Model und der vollständigen Tätigkeit der Handlungsregulationstheorie (aus Mustapha 2020)

Das JCM weist fünf Kernmerkmalen auf, welche in Kombination zu hoher intrinsischer Motivation und Arbeitsleistung führen sollen. Ein zentrales Merkmal ist dabei die task identity (Definition: „the degree to which the job requires completion of a 'whole' and identifiable piece of work; that is, doing a job from beginning to end with a visible outcome", Hackman und Oldham 1976, S. 275). Demnach ist task identity ein eng gefasstes und durch die andere Kernmerkmale beeinflussbares Konstrukt. Hingegen ist die Bedeutung des Konstrukts der vollständigen Tätigkeit auf Basis der Handlungsregulationstheorie wesentlich umfassender und geht über das „doing a job from beginning to end" (Hackman und Oldham 1976, S. 275) hinaus. Deutlich werden die Unterschiede beider theoretischer Konstrukte an einem Beispiel: Stellen Sie sich vor, dass Ihr Auftrag darin besteht, einen Schaukelstuhl mit den vorhandenen Bauteilen und Werkzeugen nach vorgegebenen Regeln zu fertigen. Ihr Arbeitsplatz hält dabei alle Bauteile, Werkzeuge sowie detaillierte Fertigungsvorschriften für sie bereit. Folglich können Sie den Schaukelstuhl problemlos zusammenbauen. Nach dem JCM liegt bei diesem Beispiel ein „whole piece of work" (Hackman und Oldham 1976, S. 275) und somit task identity vor. Im Sinne der Handlungsregulationstheorie hält dieses Beispiel allerdings nur die Tätigkeitsklasse *Ausführen* für Sie bereit. In der Theorie wäre diese Tätigkeit somit sequentiell und hierarchisch unvollständig. Wenn Sie jedoch den Auftrag erhalten würden, dass Sie einen Schaukelstuhl konstruieren, fertigen und anschließend auf Funktionalität überprüfen sollen, wäre die Tätigkeit sequentiell vollständig. Sequentielle Vollständigkeit liegt vor, da Sie Ihre eigene Tätigkeit planen, vorbereiten sowie organisatorische Abstimmungen mit anderen Arbeitenden treffen müssen und schließlich das Arbeitsergebnis (den Schaukelstuhl) eigenständig oder mithilfe von Rückmeldungen kontrollieren können. Durch die Möglichkeit zum Entwurf des Schaukelstuhls, wäre auch schöpferisches Denken bzw. die intellektuelle Regulationsebene gegeben. Die Tätigkeit wäre somit auch hierarchisch vollständig. Eine sequentiell und hierarchisch vollständige Tätigkeit bedingt wiederum Arbeitsmerkmale wie

Verantwortungsübernahme, Kooperations- und Lernmöglichkeiten. Die Tätig-keit erfüllt folglich alle Merkmale einer gut gestalteten Arbeit nach DIN EN ISO 6385 (2016).◄

Das Beispiel verdeutlicht die Komplexität der vollständigen Tätigkeit. Hinzu kommt, dass Arbeitende in der Regel nicht in der Lage sind, die Vollstän-digkeit der Tätigkeitsstruktur selbst bzw. durch Fragebogen zu beurteilen. Zum Beispiel kann eine bewusstseinsfähige Handlung bereits Teil des impliziten Wis-sens eines Arbeitenden geworden sein. Diese Handlungen können somit nicht mehr wahrgenommen und berichtet werden. Die *objektive psychische Struktur der Tätigkeit* kann nur durch geschulte Expertinnen und Experten ermittelt wer-den (Der Unterschied zwischen *objektiven* und *subjektiven* Arbeitsmerkmalen sowie Analysemethoden wird in Abschn. 5.1.1 beschrieben). Insgesamt bietet die Vollständigkeit einer Tätigkeit die Grundlage für eine lern- und persönlichkeits-förderliche Arbeit (Hacker und Sachse 2014; Hartmann 2015). Detailliert ist das Metakonstrukt der vollständigen Tätigkeit in Mustapha (2020) oder Hacker und Sachse (2014) dargestellt.

Im Zusammenhang mit der Vollständigkeit sollten auch die Arbeitsmerkmale Tätigkeitsspielraum und Arbeitsintensität betrachtet werden. Tätigkeitsspielraum ist einer der wichtigsten Bestandteile vollständiger Tätigkeiten und kann schnel-ler bzw. ökonomischer erfasst werden. Arbeitsintensität steht hingegen oft mit Fehlbeanspruchung in Zusammenhang und muss im Hinblick auf eine kom-plexe, flexibilisierte Arbeitswelt stets überwacht werden (Schweden 2018; Rau und Göllner 2018).

4.2 Tätigkeitsspielraum und Arbeitsintensität

Tätigkeitsspielraum und Arbeitsintensität hängen direkt mit der vollständigen Tätigkeit zusammen (vgl. Mustapha 2020). Gerade in einer VUKA-Welt gilt die Auffassung, dass effiziente und zielführende Arbeitsergebnisse durch verschie-dene Arbeitswege, Arbeitsmethoden und Herangehensweisen zu erreichen sind. Um den Arbeitenden die Möglichkeit zur Entwicklung ihrer eigenen Arbeits-weise zu ermöglichen, darf der Tätigkeitsspielraum nicht eingeschränkt werden (Schweden 2018). In diesem Zuge muss jedoch auch darauf geachtet werden, dass das Verhältnis von Arbeitsmenge und Arbeitszeit gut aufeinander abge-stimmt ist und nicht zu Überforderung und Beeinträchtigung führt (Hacker 2020). Untersuchungen haben ergeben, dass beispielsweise eine zu hohe Arbeitsintensität die Nutzung und Wahrnehmung des Tätigkeitsspielraums einschränken (Schweden 2018). Somit wären auch die positiven Effekte der vollständigen Tätigkeit nicht mehr gegeben. Eine zu hohe Arbeitsintensität würde somit dazu führen, dass die Tätigkeit nicht mehr beeinträchtigungsfrei ist und auch die Lern- und Persönlichkeitsförderlichkeit der vollständigen Tätigkeiten eingeschränkt wird.

▶ **Tätigkeitsspielraum** Tätigkeitsspielraum meint die Beeinflussung bis hin zur Wahl der Arbeitsweise, den Umfang der Entscheidungsmöglichkeiten sowie das Erleben von Autonomie (vgl. Mustapha 2020; Schweden 2018). In systematischen Reviews und Metaanalysen konnte gezeigt werden, dass ein hoher Tätigkeitsspielraum mit positiven Beanspruchungsfolgen wie Wohlbefinden, Lernförderlichkeit, Arbeitszufriedenheit und Arbeitsengagement einhergeht (Häusser et al. 2010; Rau und Buyken 2015; Rosen 2016; Schütte et al. 2014; van der Doef und Maes 1999). Demgegenüber hängt geringer Tätigkeitsspielraum mit negativen Beanspruchungsfolgen wie depressiven Störungen, kardiovaskulären Erkrankungen, emotionaler sowie vitaler Erschöpfung zusammen (Bishop et al. 2003; Rau et al. 2010; Schuller et al. 2012).

Arbeitsintensität

Die Arbeitsintensität ergibt sich aus dem Verhältnis der Arbeitsmenge zu Arbeitszeit (Rau und Göllner 2018). Dabei ist die Arbeitsintensität bei einem Ungleichgewicht um so höher, je kognitiv anspruchsvoller die Tätigkeit ist. Durch Störungen, widersprüchliche Anforderungen und andere Hindernisse, welche die effektive Arbeitszeit verringern oder die Arbeitsmenge erhöhen, steigt die Arbeitsintensität ebenso. Empirische Studien zeigen, dass eine hohe Arbeitsintensität mit kardiovaskulären Erkrankungen, vitaler Erschöpfung, Depression und Erholungsunfähigkeit in Zusammenhang steht (Eller et al. 2009; Gebele et al. 2011; Netterstrøm et al. 2008; Rau und Buyken 2015; Schuller et al. 2012; van der Doef und Maes 1999).

Die Beiden Konstrukte Tätigkeitsspielraum und Arbeitsintensität stehen laut dem *Job-Demand-Control-Model* (JDM, Karasek 1979) in Wechselwirkung. Entsprechend ihrer Ausprägung können vier Job-Typen unterschieden werden, welche sich anhand eines Quadrantenmodells darstellen lassen. In Abb. 4.2 ist das Quadranten-Modell sowie der Zusammenhang mit dem Metakonstrukt der vollständigen Tätigkeit dargestellt.

Laut JDM werden Tätigkeiten mit einem hohen Tätigkeitsspielraum und einer hohen Arbeitsintensität *active job* genannt. Diese sollen gesundheits-, lern- und

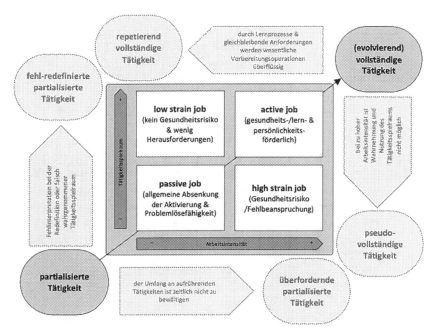

Abb. 4.2 Job-Demand-Control-Model und der Zusammenhang zur Vollständigkeit einer Tätigkeit (aus Mustapha 2020)

persönlichkeitsförderlich sein. Die Kombination aus niedrigem Tätigkeitsspielraum und niedriger Arbeitsintensität entspricht einem *passive job*. Das Gesundheitsrisiko bei diesen Tätigkeiten ist gering. Allerdings ist eine Dequalifizierung bzw. die Abnahme der Problemlösefähigkeit der Arbeitenden zu erwarten. Ein hoher Tätigkeitsspielraum und eine geringe Arbeitsintensität entsprechen einem *low strain job*. Das Gesundheitsrisiko ist auch bei diesen Tätigkeiten gering. In der Regel bieten diese Tätigkeiten auch wenig Herausforderungen (Mustapha 2020). Die Tätigkeiten des vierten Quadranten entsprechen einem *high strain job* und weisen eine hohe Arbeitsintensität und einen geringen Tätigkeitsspielraum auf. Das Gesundheitsrisiko dieser Tätigkeiten ist empirisch sehr gut nachgewiesen (Rau und Buyken 2015).

Bei dem Modell werden jedoch oft die positiven Effekte des active job angezweifelt, da nicht klar ist, warum ein hoher Tätigkeitsspielraum die hohe

Arbeitsintensität abmildern sollte. In Zusammenhang mit der Vollständigkeit lassen sich diese Ergebnisse erklären. Wie in Abb. 4.2 dargestellt, entsprechen partialisierte bzw. unvollständige Tätigkeiten einem passive job und vollständige Tätigkeiten einem active job (Mustapha 2020). In der Abbildung sind abweichend von der Diagonalen noch weitere Tätigkeitskonfigurationen zu sehen (Mustapha 2020). Demnach kann ein high strain job darauf hinweisen, dass der Tätigkeitsspielraum aufgrund der hohen Arbeitsintensität nicht genutzt oder wahrgenommen werden kann (Schweden 2018). Dadurch würde eine *pseudovollständige* Tätigkeit entstehen. Gleichermaßen kann bei einem high strain job auch eine quantitative Überforderung der partialisierten Tätigkeit vorliegen (zu hohe Arbeitsmenge in Bezug zur Verfügung gestellten Zeit). Die subjektive Wahrnehmung spiegelt sich auch bei den Tätigkeitskonfigurationen im Bereich des low strain job wider. So kann dieser auf eine Fehlinterpretation des Auftrags und/oder ein Verstoß gegen die Auftragsbedingungen hinweisen. Ein Beispiel: Versuchen Straßenbahnfahrende eine Verspätung durch schnelleres Fahren auszugleichen, wäre eine Beschleunigung über die zugelassene Geschwindigkeit ein unzulässig wahrgenommener Tätigkeitsspielraum. Eine andere Interpretation des low strain job ergibt sich für *repetierend vollständige Tätigkeiten*. Diese Tätigkeiten stellen keine neuen Anforderungen oder Übertragungserfordernisse für die Arbeitenden dar und auch ehemalige Vorbereitungsoperationen sind überflüssig geworden (Hacker und Sachse 2014). Das heißt, dass neuartige Anforderungen ausbleiben und die Lernförderlichkeit sowie Motivation reduziert wird. Die vormals vollständige Tätigkeit verliert somit ihre positiven Effekte. Daher sprechen Hacker und Sachse (2014) in Bezug auf die Vollständigkeit auch von *evolvierend vollständigen Tätigkeiten, welche regelmäßig neue Anforderungen an die Arbeitenden stellten*. Die Stellschraube für einen Verbleib neuartiger Anforderungen sehen sie in der Partizipation von Beschäftigten an der Weiterentwicklung ihrer Arbeitsorganisation und -gestaltung (z. B.: leistungsbezogene partizipative Zielsetzung, Hoppe und Rau 2017).

Schlussfolgerung zu den wesentlichen Arbeitsmerkmalen für die Arbeitsanalyse

Um eine effiziente, beeinträchtigungsfreie sowie lern- und persönlichkeitsförderliche Arbeitsgestaltung umzusetzen, müssen die Merkmale einer gut gestalteten Arbeit nach DIN EN ISO 6385 (2016) beachtet und etabliert werden. Diese sind empirisch nachgewiesen und sollten bei jeder Arbeitsanalyse überprüft werden (Hacker und Sachse 2014). Anhand des Metakonstrukts der vollständigen Tätigkeit, welches alle Merkmale der DIN EN ISO 6385 (2016) umfasst, können diese Arbeitsmerkmale überprüft werden. Allerdings ist die Analyse bzw. Beurteilung der Vollständigkeit sehr aufwendig. Eine ökonomischere Abschätzung gelingt über die Arbeitsmerkmale Tätigkeitsspielraum und Arbeitsintensität, welche in enger Beziehung zu der vollständigen Tätigkeit stehen. Anhand der dargestellten Zusammenhänge zum JDC gelingt dies sehr gut. Zudem wird mit der Arbeitsintensität ein Arbeitsmerkmal kontrolliert, was in Zusammenhang mit Fehlbeanspruchung steht und die positiven Effekte der vollständigen Tätigkeit mindert.

Weitere relevante Arbeitsmerkmale
Je nach Tätigkeit, Problemstellung und Auftrag können und sollten auch weitere Arbeitsmerkmale bei einer Arbeitsanalyse untersucht werden. Das Metakonstrukt Vollständigkeit sowie die Arbeitsmerkmale Tätigkeitsspielraum und Arbeitsintensität bieten eine allgemeine Basis für alle Arten von Tätigkeiten und stellen somit die **Mindestanforderung für Arbeitsanalysen sowie Gefährdungsbeurteilungen psychischer Belastungen** dar. Beispielsweise kann es sinnvoll sein, zusätzlich die *soziale Unterstützung,* das Verhältnis von Anstrengung zu Anerkennung bzw. Belohnung *(Effort-Reward-Imbalance)* und das Führungsverhalten zu untersuchen.

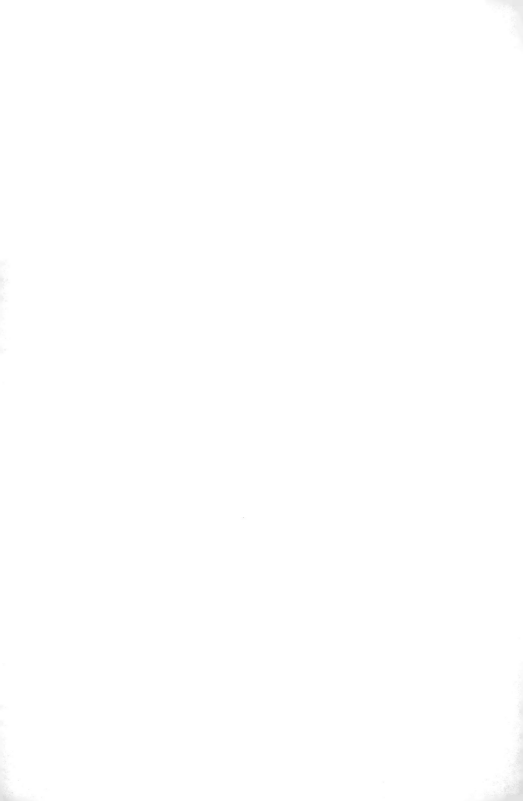

Grundsätze der Arbeitsanalyse, -bewertung & -gestaltung

5

Nachdem im ersten Schritt dieses Essentials die Notwendigkeit einer effizienten, beeinträchtigungsfreien sowie lern- und persönlichkeitsförderlichen Arbeitsgestaltung dargestellt wurde und im zweiten Schritt die theoretischen Grundlagen sowie die wesentlichen Merkmale für eine solche Arbeitsgestaltung erläutert wurden, folgt nun die praktische Umsetzung. Es werden Grundsätze der Arbeitsanalyse, -bewertung und -gestaltung erklärt und ein darauf aufbauendes ganzheitliches Vorgehen vorgestellt.

5.1 Psychologische Arbeitsanalyse

Entsprechend des soziotechnischen Systemansatzes (Emery 1967) und des darauf basierenden Mensch-Technik-Organisations-Konzepts (Strohm und Ulich 1997) kann bei einer Arbeitsanalyse nicht nur das Individuum bzw. dessen Arbeitsstelle fokussiert werden, sondern es müssen auch die eingesetzten Technologien, die Unternehmensstrategie sowie die Unternehmensorganisation betrachtet werden. Darüber hinaus existieren für eine psychologische Arbeitsanalyse fünf wesentliche Grundsätze, die zu beachten sind. Diese sind in Abb. 5.1 dargestellt und werden nachfolgend erläutert.

5.1.1 Methodenkombination

Bei einer Arbeitsanalyse können verschiedene Verfahren eingesetzt werden. Diese können *objektiv* oder *subjektiv* sowie *personenbezogen* oder *bedingungsbezogen* sein (Rau 2010). Objektiv und subjektiv gibt an, inwiefern sich die Qualität der

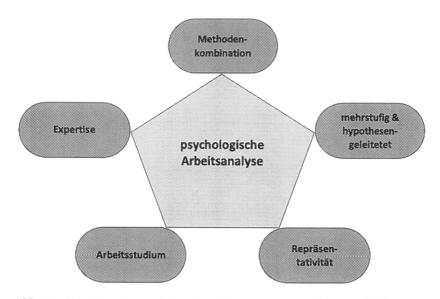

Abb. 5.1 Grundsätze der psychologischen Arbeitsanalyse nach Mustapha (2020) und Rau et al. (2018)

erhobenen Daten durch die Arbeitenden bewusst oder unbewusst beeinflussen lassen. Beispielsweise lassen sich objektive Verfahren kaum bis gar nicht durch die Aussagen von Arbeitenden beeinflussen. Die Unterteilung in personenbezogen und bedingungsbezogen gibt an, was gemessen wird. Personenbezogene Verfahren messen zum Beispiel die Auswirkung der Arbeit auf den jeweiligen Menschen (Beanspruchung), während bedingungsbezogene Verfahren die Arbeitsmerkmale erfassen (Belastung). In Abb. 5.2 ist die Klassifikation sowie die Erklärung der vier Verfahrensklassen in einer Vierfeldertafel dargestellt. In der *Toolbox Version 1.2 – Instrumente zur Erfassung psychischer Belastungen* (Richter, 2010) der *Bundesanstalt für Arbeitsschutz und Arbeitsmedizin* befindet sich eine Übersicht über die objektiv- und subjektiv-bedingungsbezogenen Verfahren.

Die Verfahren lassen sich auch nach ihrer Präzisionsstufe gruppieren. Entsprechend der DIN EN ISO 10075-3 (2004) existieren drei Stufen. Verfahren der Stufe 1 haben die höchste Präzision und liefern zuverlässige sowie genaue Informationen über den Messgegenstand (z. B. die Arbeitsbelastung). Aus diesen Informationen können direkt Arbeitsgestaltungsmaßnahmen abgeleitet werden. Solche Verfahren können in der Regel nur von Expertinnen und Experten durchgeführt werden und sind sehr aufwendig. Die Präzisionsstufe 2 umfasst Verfahren

	Personenbezogen	Bedingungsbezogen	
	Ich bewerte mich selbst.	Ich bewerte meine Arbeit.	
Subjektive Verfahren	Bsp.: Fragebogen-Items: „Fühlen Sie sich niedergeschlagen?"	Bsp.: Fragebogen-Item: „Ich kann meine Arbeit selbstständig planen und einteilen."	ACHTUNG BEDINUNGSBEZUG Arbeitsweise ≠ Anforderung
Objektive Verfahren	Ein Experte bewertet mich. Bsp.: Diagnose einer Psychiaterin/eines Psychiaters bzw. einer Therapeutin/eines Therapeuten	Ein Experte bewertet meine Arbeit. Bsp.: Expertenbeurteilung anhand von DIN-Nomen	z.B. Arbeitsmerkmale können gegeben sein, aber nicht erkannt werden/nutzbar sein.

Abb. 5.2 Klassifikation der Verfahrensklassen nach Rau (2010)

mit einer mittleren Präzision, die in der Regel für Screeningzwecke eingesetzt werden. Mit diesen Verfahren können sich Untersuchende einen Überblick verschaffen und Hinweise für die Durchführung von Verfahren der ersten Präzisionsstufe sammeln. Die 3. Präzisionsstufe dient zur orientierenden Messung. Diese Verfahren sind ungenau, können allerdings zur schnellen und ökonomischen Abschätzung der Belastung im Unternehmen verwendet werden (DIN EN ISO 10075-3 2004). Während objektive Verfahren überwiegend der Präzisionsstufe 1 zuzuordnen sind, erreichen subjektive Verfahren maximal die Präzisionsstufen 2 und 3. Problematisch ist, dass der überwiegende Teil der eingesetzten Verfahren nur der Präzisionsstufe 2 oder 3 zuzuordnen sind (z. B. *Copenhagen Psychosocial Questionnaire,* COPSOQ, Nübling et al. 2005; *Screening psychischer Arbeitsbelastungen,* SPA, Metz und Rothe 2017). Diese Verfahren werden jedoch in der Praxis gehandhabt, als würden sie der höchsten Präzisionsstufe angehören. Sie suggerieren dadurch eine Genauigkeit bzw. Sicherheit, die nicht gegeben ist. Diese Verfahren ermöglichen weder die Bestimmung der genauen Ursachen von möglichen Fehlbeanspruchungen oder schlecht gestalteten Arbeitsmerkmalen, noch ermöglichen sie die Ableitung von Gestaltungsmaßnahmen.

Aus diesem Grund sollten die objektiv-bedingungsbezogenen Beobachtungsinterviews, welche der Präzisionsstufe 1 angehören, den Kern einer jeden Arbeitsanalyse bilden (Hacker 2018). Eine Begehung bzw. Beobachtung alleine genügt nicht, da kognitive Prozesse nicht beobachtbar sind. Eine subjektive Befragung bzw. der Einsatz von Fragebögen als alleinige Informationsquelle ist auch unzureichend, weil Anforderungen unterschiedlich erlebt werden können und von den Eigenschaften der sich selbst bewertenden Person beeinflusst werden (z. B. Self-Report-Bias bzw. subjektiver Bias; Schweden 2018, Donaldson und Grant-Vallone 2002, Rau 2010, Spector 1992). Ein konkretes Beispiel für eine solche subjektive Verzerrung durch subjektive Befragungsmethoden wird von Schweden et al. (2019) berichtet. Bei Untersuchungen von Straßenbahnfahrenden hat sich gezeigt, dass ein Großteil der untersuchten Personen einen hohen Tätigkeitsspielraum wahrgenommen hat, obwohl dieser objektiv nicht gegeben war. Durch die Kombination aus Beobachtung und gezieltem Nachfragen kann eine solche Fehlbeurteilung vermieden werden. **Beobachtungsinterviews werden daher als Königsweg der psychologischen Arbeitsuntersuchung angesehen** (Hacker et al. 2015). Zudem sind sie, wie im vorhergehenden Kapitel beschrieben, die einzige Möglichkeit, um die Vollständigkeit einer Tätigkeit zu beurteilen.

„Objektivität" ist ein relativer Begriff
Der Begriff „objektiv" muss immer relativ betrachtet werden. Selbstverständlich erreichen objektiv-bedingungsbezogene Messverfahren nicht dieselbe objektive Messqualität wie zum Beispiel geeichte Blutdruckmessgeräte. Dies liegt daran, dass auch entsprechend qualifizierte Expertinnen und Experten die Arbeitsmerkmale subjektiv wahrnehmen (Rau 2010). Dennoch zeigen Forschungen, dass die objektiv-bedingungsbezogenen Beobachtungsinterviews, welche durch Expertinnen und Experten mithilfe verankerter Skalen durchgeführt werden, die höchste Beobachterübereinstimmung aufweisen (Voskuijl und Sliedregt 2002). Zudem ermöglichen objektiv-bedingungsbezogene Verfahren die größtmögliche Unabhängigkeit bei der Arbeitsanalyse. In 5.1.5 wird dies nachfolgend noch im Zusammenhang mit der Expertise der Untersuchenden vertieft.

Die objektiv-bedingungsbezogenen Beobachtungsinterviews sollten allerdings mit subjektiv-bedingungsbezogenen Verfahren (Fragebögen) kombiniert werden (Mustapha 2020; Rau et al. 2018; Schweden et al. 2019). Denn die subjektive Wahrnehmung der Arbeitsmerkmale durch die Arbeitenden muss bei der Arbeitsgestaltung bzw. Ableitung von Gestaltungsmaßnahmen ebenfalls beachtet werden (Rau 2010; Schmitz et al. 2019). Konkret lässt sich dies an den Arbeitsmerkmalen Tätigkeitsspielraum und Arbeitsintensität verdeutlichen. Sollte beispielsweise die objektive Beurteilung einen hohen Tätigkeitsspielraum und die subjektive Befragung einen geringen Tätigkeitsspielraum ergeben, dann könnte diese Diskrepanz verschieden Ursachen haben. Einerseits könnte der vorhandene Tätigkeitsspielraum aufgrund einer zu geringen Qualifizierung der Arbeitenden nicht nutzbar sein und andererseits ist es möglich, dass eine zu hohe Arbeitsintensität die Nutzung des Tätigkeitsspierlaums verhindert (Schweden 2018). Je nach Ursache müssten sachlogisch verschiedene Maßnahmen abgeleitet werden (Mustapha 2020).

Ergänzend können bei Arbeitsuntersuchungen auch subjektiv- und objektivpersonenbezogene Verfahren eingesetzt werden. Während physiologische Maße, wie der Blutdruck oder die Herzfrequenz, den objektiven Maßen zuzuordnen sind, können subjektiv z. B. das Engagement, die vitale Erschöpfung oder die Erholungsunfähigkeit erfasst werden (Rau 2010). Die personenbezogenen Verfahren können jedoch nur Hinweise auf die Arbeitsmerkmale geben. Aus ihnen lassen sich keine direkten Rückschlüsse auf die Arbeitsmerkmale ziehen. Für Gefährdungsbeurteilungen erfüllen sie zudem das Deutsche Arbeitsschutzgesetz (2015) nicht, welches fordert, dass Gefährdungen an der Quelle zu beseitigen sind. Zur Beantwortung von Forschungsfragen sind sie jedoch geeignet.

5.1.2 Mehrstufig & hypothesengeleitet

Bei der Durchführung einer Arbeitsanalyse muss stets das ganze Unternehmen betrachtet werden. Dieser Ansatz wird nicht nur im Mensch-Technik-Organisations-Konzept (Strohm und Ulich 1997) verfolgt, sondern hat unter anderem auch in das *Organisations-Technologie-Kooperations-Auftrags-Schema* (OTKA-Schema) von Hacker (1995) Eingang gefunden. Diese Vorgehensweisen haben die Gemeinsamkeit, dass sie auf der obersten Ebene im Groben das gesamte Unternehmen betrachten und in den weiteren Untersuchungsschritten immer feingliedriger werden. In der Regel beginnt eine Arbeitsanalyse je nach Auftrag der Untersuchenden mit einer Dokumentenanalyse. Nachfolgend können unternehmensabhängig die technologischen Voraussetzungen, die Organisation, der Workflow bzw. die Prozesse und die Arbeitsgruppen betrachtet werden. Im letzten Schritt sollte in jedem Fall eine Feinanalysen der Arbeitstätigkeit erfolgen.

Dabei wird mit jeder weiteren Untersuchungsstufe nicht nur der Untersuchungsgegenstand eingeengt, sondern auch die eingesetzten Verfahren zunehmend präziser. Debitz et al. (2007) schlagen hierfür eine *3-Stufen-Methodik* vor. Danach werden in den ersten Untersuchungsstufen orientierende und Screening-Verfahren eingesetzt. Die finale umfassende Bewertung erfolgt anschließend mithilfe von objektiven Verfahren. Es wird deutlich, dass die einzelnen Grundsätze ineinandergreifen. Die Voraussetzung des mehrstufigen Vorgehens stellt die Methodenkombination dar.

Darüber hinaus muss beachtet werden, dass jede Stufe hypothesengeleitet abläuft. Das bedeutet, dass beim Fortschreiten von einer Stufe zur nächsten immer Hypothesen bzw. Annahmen aufgestellt werden, welche anhand der nachfolgenden Stufe geprüft werden (Hacker 1995; Rau et al. 2018). Dies wird auch *hypothetiko-deduktives* Vorgehen genannt und kann in Kombination mit dem OTKA-Schema auch als *Trichter-Modell* bezeichnet werden (Hacker 1995). Wie bereits erläutert, wird der Untersuchungsgegenstand stufenweise eingeengt. Die jeweils aufgestellten Hypothesen leiten das Vorgehen und steuern den Einsatz weiterer Verfahren (Mustapha 2020).

Grob vereinfacht könnte eine hypothesengeleitete Arbeitsanalyse zur Überprüfung der Vollständigkeit folgendermaßen ablaufen: Es erfolgt eine Dokumentenanalyse, bei der alle verfügbaren betrieblichen Informationen zu der Organisation, den Stellen, Prozessen etc. gesammelt werden. Aus diesen Informationen werden Hypothesen zur vollständigen Gestaltung der verschiedenen Arbeitsstellen gebildet. Anhand der nächsten Analysestufe kann mit subjektiv-bedingungsbezogenen Verfahren eine schnelle und ökonomische Überprüft der Hypothesen erfolgen. Da die Analyse der Vollständigkeit nur über objektiv-bedingungsbezogene Verfahren möglich ist, kann hier allerdings nur eine grobe Abschätzung erfolgen. Durch die in Abschn. 4.2 erläuterten Zusammenhänge mit dem JDC-Modell ist über die Arbeitsintensität und den Tätigkeitsspielraum eine solche Abschätzung möglich. Die Hypothesen können daran orientiert weiter spezifiziert werden. Durch ein abschließendes Beobachtungsinterview kann eine finale Beurteilung der Vollständigkeit erfolgen (vgl. Mustapha 2020).

Das mehrstufige und hypothesengeleitete Vorgehen ist aus vier Gründen notwendig. Erstens ist es für eine umfassende und präzise Analyse sowie Bewertung einer Arbeitsstelle unerlässlich, um die Bedeutung, Funktion und Rolle einer Arbeitstätigkeit innerhalb des Unternehmens zu verstehen. Zweitens bedeutet Arbeitsgestaltung auch immer Organisationsgestaltung. Das bedeutet, dass eine Umgestaltung einer schlecht gestalteten Arbeitstätigkeit oft nur durch eine umfassende Organisationsveränderung bzw. -entwicklung gelingt. Dies wird in Abschn. 5.3 vertieft. Drittens wurde bereits erläutert, dass für eine Arbeitsanalyse verschiedene Methoden kombiniert werden sollten, welche in der Regel nicht parallel durchgeführt werden können. Der vierte Grund bezieht sich auf Kosten-Nutzen-Überlegungen. Da bei großen Unternehmen nicht für jede Arbeitsstelle ein objektives Beobachtungsinterview durchgeführt werden kann, müssen repräsentative Stellencluster erstellt werden. Insbesondere die relativ schnell und ökonomisch durchführbaren subjektiven Verfahren und die Dokumentenanalyse bilden die Grundlage für die Clusterbildung. Wie das gesamte Vorgehen der Arbeitsanalyse ist auch die Clusterbildung hypothesengeleitet und muss jederzeit überprüft werden. Aus jedem Stellencluster sollte mindestens eine Arbeitsstelle durch ein objektiv-bedingungsbezogenes Beobachtungsinterview untersucht werden. Damit dies gelingt, müssen die Stellencluster möglichst repräsentativ für die enthaltenen Arbeitsstellen sein (vgl. Mustapha 2020; Rau et al. 2018).

5.1.3 Repräsentativität

Die Bildung von repräsentativen Stellenclustern ist bei Arbeitsanalysen nicht nur aus Kosten-Nutzen-Überlegungen notwendig. Auch im Hinblick auf das

Arbeitsschutzgesetz ist die Bildung solcher Stellencluster sinnvoll. Darin heißt es: Bei „gleichartigen Arbeitsbedingungen ist die Beurteilung eines Arbeitsplatzes oder einer Tätigkeit ausreichend" (ArbSchG §5 Art. 2 2015). Hacker (1995) nennt diese Art Stellencluster *Typenarbeitsplätze*.

Die Bildung solcher Stellencluster bzw. Typenarbeitsplätze ist jedoch nicht trivial. Das Ziel ist die Zusammenfassung möglichst anforderungshomogener Stellen. Dabei ist weniger der Arbeitsgegenstand und viel mehr die psychologische Anforderung entscheidend (d. h. es können beispielsweise Stellen zusammengefasst werden, welche sich wahrscheinlich in der Vollständigkeit, dem Tätigkeitsspielraum, der Arbeitsintensität etc. gleichen). Die Ermittlung solcher homogenen Anforderungen erfolgt durch die Dokumentenanalyse und subjektiv Befragungen. Darüber hinaus ist jedoch auch der konkrete Auftrag des Arbeitsanalysevorhabens entscheidend. Sollen bestimmte Arbeitsstellen im Sinne einer Gefährdungsbeurteilung bewertet werden und sind keine höheren Fehlzeiten, Beschwerden bzw. Problemstellungen bekannt, so kann die Clusterbildung gröber erfolgen. Soll hingegen eine Organisation, Abteilung bzw. Arbeitsgruppe umgestaltet werden oder sind bereits Fehlbeanspruchungen bzw. Problemstellungen bekannt, müssen die Stellencluster genauer und somit detaillierter sein. Es ist wichtig, dass die Cluster agil gehandhabt werden. Sie müssen bei Bedarf jederzeit anpassbar sein. Im Laufe eines Arbeitsanalysevorhabens wird die Menge der Informationen größer und es kann sich herausstellen, dass z. B. Dokumente nicht mehr aktuell sind und Stellencluster geändert werden müssen.

5.1.4 Arbeitsstudium

Wie bereits erläutert ist das objektiv-bedingungsbezogene Beobachtungsinterview der Königsweg der Arbeitsanalyse und sollte den Kern jedes Arbeitsanalysevorhabens bilden (Hacker et al. 2015; Rau et al. 2018). Die Beobachtungsinterviews können dabei auch als *Arbeitsstudium* bezeichnet werden. Um die Bedeutung hervorzuheben, wird das Arbeitsstudium hier als einzelner Grundsatz aufgeführt. Das Arbeitsstudium ist in der Regel als Ganztagsuntersuchung an einem möglichst repräsentativen Arbeitstag durchzuführen (Mustapha 2020; Rau et al. 2018). Bei komplexen Tätigkeiten, kann das Arbeitsstudium auch an mehreren anforderungsverschiedenen Arbeitstagen durchgeführt werden. Entsprechend der Zielstellung eines Analysevorhabens können durch ein Arbeitsstudium sogar Teilhandlungen analysiert werden. Zudem entspricht es der höchsten Präzisionsstufe nach DIN EN

ISO 10075-3 (2004). Ein Arbeitsstudium hat den Vorteil, dass sich direkt Gestaltungsvorschläge ableiten lassen. Arbeitsstudien können aber erfahrungsgemäß nur von geschulten Expertinnen und Experten durchgeführt werden (Mustapha 2020).

5.1.5 Expertise

Untersuchungen haben gezeigt, dass die Ergebnisse einer Arbeitsanalyse von der Expertise der Untersuchenden abhängt (Voskuijl und Sliedregt 2002). Die Beurteilerübereinstimmung ist dabei umso höher, je größer die Expertise ist. Für die Beurteilung bestimmter Arbeitsmerkmale ist generell eine gewisse Expertise und Qualifikation erforderlich. Um beispielsweise die Vollständigkeit einer Tätigkeit sachgerecht beurteilen zu können, muss ein tiefgehendes Wissen über die Handlungsregulationstheorie vorhanden sein (Mustapha 2020). In der Medizin oder klinischen Psychologie erstellen Ärztinnen und Ärzte bzw. Psychotherapeutinnen und Psychotherapeuten anhand von objektiven Kriterien (z. B. ICD-10 oder DSM 5) eine Diagnose. Bezogen auf die Arbeit müssen Gefährdungsbeurteilungen psychischer Belastungen und Arbeitsanalysen ebenfalls von Experteninnen und Experten, z. B. Arbeitspsychologinnen und Arbeitspsychologen, mithilfe von objektiv-bedingungsbezogenen Verfahren durchgeführt werden, um ein objektives, unabhängiges Ergebnis zu erhalten (vgl. Mustapha 2020).

Der Grundsatz der Expertise gilt allerdings nicht nur für die Untersuchenden. Auch das Wissen der Arbeitenden als Expertinnen und Experten ihrer Arbeitstätigkeit, sollte bei einer Arbeitsanalyse berücksichtigt werden. Im Rahmen von Beobachtungsinterviews oder durch den zusätzlichen Einsatz von subjektiven Verfahren wird dies gewährleistet (Hacker et al. 2015). Es ist allerdings wichtig, dass immer der objektiv vorliegende Arbeitsauftrag und nicht die gewählte Arbeitsweise der Arbeitenden bei einer Arbeitsstudie bewertet wird (Rau et al. 2018).

5.2   Bewertung von Arbeitsmerkmalen

Neben der Erhebung der psychischen Belastung, stellt auch deren Bewertung eine Herausforderung dar. Die meisten Verfahren verfügen nicht über explizite Bewertungskriterien, welche ein eindeutiges Urteil erlauben (Mustapha 2020; Mustapha und Rau 2019; Ulich 2011). Zur Bewertung kann jedoch ein hierarchisches System angewandt werden (Hacker und Richter 1980). Dabei werden nacheinander die Bewertungsebenen Ausführbarkeit, Schädigungslosigkeit, Beeinträchtigungs-losigkeit sowie Lern- und Persönlichkeitsförderlichkeit geprüft. Damit die nächste Ebene bewertet werden darf, muss die vorherige im ausreichenden Maß vorhanden sein. Die beiden unteren Ebenen, Ausführbarkeit und Schädigungslosigkeit, können vergleichsweise schnell anhand von Checklisten eingestuft werden, da sie im Grunde bereits durch die Gefährdungsbeurteilung physischer Belastungen abgedeckt sind.

Die beiden oberen Ebenen, Beeinträchtigungsfreiheit sowie Lern- und Persönlichkeitsförderlichkeit, können anhand der Merkmale guter Arbeit nach DIN EN ISO 6385 (2016) geprüft werden (Hacker und Sachse 2014; Mustapha 2020). Diese wurden bereits in Kap. 4 vorgestellt. Objektiv-bedingungsbezogene Beobachtungsinterviews wie z. B. das *Tätigkeitsbewertungssystem-Geistiger Arbeit* (TBS-GA, Hacker et al. 1995) oder das *Verfahren zur Tätigkeitsanalyse und -gestaltung bei mentalen Arbeitsanforderungen* (TAG-MA; Rau et al. 2018) haben dazu Schwellenwerte bzw. Cut-Off-Werte, welche sich an den Merkmalen guter Arbeit orientieren. Eine Bewertung hinsichtlich der Beeinträchtigungsfreiheit nach DIN EN ISO 6385 (2016) ist dadurch möglich. Darüber hinaus ermöglichen die beiden objektiv-bedingungsbezogenen Beobachtungsinterviews die Beurteilung der Vollständigkeit und sind dadurch auch zur Beurteilung der Lern- und Persönlichkeitsförderlichkeit geeignet (Rau et al. 2020).

Wie bereits erläutert, kommen bei einer Arbeitsanalyse auch subjektive Fragebögen zum Einsatz, welche insbesondere für die orientierende Diagnostik, als Screeninginstrument und zur Ermittlung des subjektiven Erlebens der Arbeitenden eingesetzt werden (Mustapha 2020). Um über Fragebögen Arbeitsmerkmale zu bewerten, existiert allerdings mit dem *Fragebogen zum Erleben von Arbeitsintensität und Tätigkeitsspielraum* (FIT, Richter et al. 2000) nur ein einziges subjektiv-bedingungsbezogenes Verfahren, welches kriteriumsorientierte Cut-Off-Werte besitzt (Mustapha und Rau 2019). Kriteriumsorientiert bedeutet in diesem Zusammenhang, dass die Cut-Off-Werte einen direkten Bezug zu den Ausprägungen der objektiv vorliegenden Arbeitsmerkmale haben. Wenn beispielsweise der Tätigkeitsspielraum-Score des FIT über dem entsprechenden Cut-Off-Wert liegt, bedeutet dies, dass mit hoher Wahrscheinlichkeit auch objektiv ein hoher bzw. beeinträchtigungsfreier Tätigkeitsspielraum entsprechend DIN EN ISO 6385 (2016) vorliegt. Diese Bewertung ist für eine orientierende Diagnostik bzw. ein Screening innerhalb eines ganzheitlichen Vorgehens sehr wertvoll und erleichtert die in Abschn. 5.1.3 beschriebene Clusterbildung (Mustapha 2020).

Die meisten anderen Fragebögen bzw. subjektiv-bedingungsbezogenen Verfahren nutzen zur Bewertung in der Regel nur skalen- bzw. bezugsgruppenorientierte

Cut-Off-Werte. Das bedeutet, eine Bewertung wird nur anhand von dem arithmetischen Mittel, Modus, Median oder bestimmter branchenspezifischer Benchmarks vorgenommen (Mustapha und Rau 2019). Diese skalen- bzw. bezugsgruppenorientierten Cut-Off-Werte erlauben jedoch nur einen Vergleich zwischen berufs- oder branchenspezifischen Belastungswerten. Ein konkreter Bezug zu der objektiven Belastung kann jedoch nicht hergestellt werden. Auch gibt es keine begründeten Aussagen, warum ein Testwert oberhalb des Mittel- bzw. Streuungswertes kritisch oder unkritisch sein sollte (Mustapha und Rau 2019; Mustapha 2020). Besonders in Branchen bzw. bei Berufsgruppen, bei denen der größte Teil der Arbeitenden schlecht gestaltete Arbeitsmerkmale aufweist, führt die Nutzung der Mittel- bzw. Streuungswerte zu riskanten Fehlbewertungen. Als Beispiel ist hier die Bewertung der Arbeitsintensität von Pflegekräften zu nennen. Bereits der Mittelwert wäre für diese Berufsgruppe kritisch, weil die Pflegekräfte mehrheitlich eine zu hohe Arbeitsintensität aufweisen. Dennoch nutzen selbst bekannte subjektiv-bedingungsbezogene Verfahren solche wenig aussagekräftigen Bewertungen.

Daraus folgt, dass ein genereller Einsatz von Verfahren mit kriteriumsorientierten Cut-Off-Werten zu empfehlen ist. Für Verfahren, welche solche Cut-Off-Werte nicht aufweisen, sollten diese zukünftig unbedingt entwickelt werden. Untersuchende tragen insbesondere im Rahmen von Gefährdungsbeurteilungen psychischer Belastung Verantwortung für die Gesundheit der Arbeitenden. Um dieser Verantwortung gerecht zu werden sind kriteriumsbezogene Bewertungen unerlässlich.

5.3   Gestaltung der Arbeit

Die erhobenen Daten sowie die Bewertung der Arbeitsmerkmale stellen die Grundlage jeder Arbeitsgestaltungsmaßnahme dar. Die Arbeitsgestaltung kann dabei *korrektiv, prospektiv* oder *projektierend* sein (vgl. Mustapha 2020; Ulich 2011; Rau et al. 2018). Korrektiv ist die Arbeitsgestaltung, wenn erkannte Mängel bezüglich Effizienz, Beeinträchtigungsfreiheit, Lern- und Persönlichkeitsförderlichkeit oder auch Innovationsförderlichkeit behoben werden. Prospektiv ist sie, wenn sich solche Mängel vorwegnehmen lassen und im Vorfeld angepasst werden. Dies kann z. B. bei der Einführung neuer Technologien, Organisationsformen oder Produkten auftreten (vgl. Mustapha 2020). Die projektierende Arbeitsgestaltung meint die Entwicklung bzw. Schaffung neuer Arbeitsstellen auf Basis der wissenschaftlichen Erkenntnisse und analysierten Unternehmensdaten.

In Tätigkeitsfeldern, welche eine geringe Komplexität und kaum komplizierte Herausforderungen bzw. Problemstellungen aufweisen, können eine hohe Arbeitsteilung, straffe Zeitvorgaben, präzise Ausführungsbedingungen und die Wegnahme von Entscheidungserfordernissen zu Effizienzverbesserungen führen (Hacker 2009; Mustapha 2020). Mit einer solchen tayloristischen Arbeitsteilung werden die weiteren Ziele nach Beeinträchtigungsfreiheit sowie Lern- und Persönlichkeitsförderlichkeit jedoch verfehlt. Neben der Tatsache, dass damit gegen Richtlinien guter Arbeit verstoßen wird, genügt diese Art der Arbeitsgestaltung auch den Herausforderungen der gegenwärtigen und zukünftigen Arbeitswelt **nicht** (siehe Kap. 2).

Hingegen wurde mit dem Metakonzept der vollständigen Tätigkeit bereits ein Leitbild für die Arbeitsgestaltung erläutert, welches den Herausforderungen der VUKA-Welt sowie der Dreifachzielstellung der Arbeit gerecht wird. Um einer ganzheitlichen und dynamischen Arbeitsgestaltung zu entsprechen, müssen sowohl verhältnisorientierte als auch verhaltensorientierte Maßnahmen berücksichtigt werden (Bamberg und Metz 1998; Metz 2011; Mustapha 2020; Schweden 2018). Die Gestaltung der Verhältnisse, d. h. des job content und job context, hat jedoch Vorrang (Lohman-Haislah 2012). Indirekt haben verhältnisorientierte Maßnahmen bereits einen Einfluss auf das Verhalten der Arbeitenden (Mustapha 2020). Beispielsweise trägt eine vollständige Tätigkeit zur Selbstveränderung der Arbeitenden bei, welche sich positiv auf die Gesundheit und die Leistungsfähigkeit auswirkt (Ulich 2011). Verhaltensorientierte Maßnahmen können jedoch im Anschluss an die Verhältnisgestaltung erforderlich werden. Im Hinblick auf die vollständigen Tätigkeiten sind dabei zwei Aspekte entscheidend. Einerseits können Qualifizierungsmaßnahmen notwendig werden und andererseits müssen Mitarbeiter gegebenenfalls wieder Vertrauen in ihre Fähigkeiten erlangen (Mustapha 2020; Schweden 2018). Bezüglich des ersten Aspektes ist es selbstverständlich, dass bei der Gestaltung von vollständigen Tätigkeiten die berufliche Vorbildung und die vorhandene Qualifikation beachtet werden müssen. Andernfalls kann es zu entmutigenden Überforderungen kommen (Hacker und Sachse 2014). In einigen Fällen werden vollständige Tätigkeiten aber erst durch eine Qualifizierungsmaßnahme möglich. Beim zweiten Aspekt können verhaltensbezogene Maßnahmen ebenfalls helfen. Arbeitende, welche mehrere Jahre partialisierten Tätigkeiten nachgegangen sind, müssen erst wieder Vertrauen in die eigenen Fähigkeiten aufbauen oder Angst vor herausfordernden Tätigkeiten überwinden. Dazu kann beispielsweise ein verhaltensbezogenes psychologisches Empowerment beitragen (Mustapha 2020; Schermuly 2019). Die Arbeitenden werden dabei befähigt, vollständige Tätigkeiten auszuführen.

Ein grober Ablauf für die Gestaltung vollständiger Tätigkeiten ist in Abb. 5.3

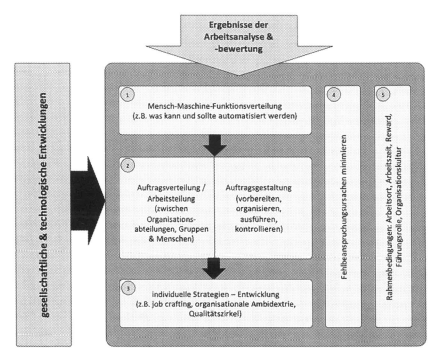

Abb. 5.3 Ablauf der Arbeitsgestaltung (aus Mustapha 2020)

dargestellt. Nach Mustapha (2020) umfasst dieser Prozess 5 Schritte. Die Schritte 1 bis 3 beinhalten die Gestaltung von Aufträgen, welche einer (evolvierend) vollständigen Tätigkeit gerecht werden. Dieser Prozess wird stets von den Schritten 4 und 5 begleitet, welche die Vermeidung bzw. Verringerung von Fehlbeanspruchungsursachen und die Gestaltung der Rahmenbedingungen umfassen. Auch die technologischen und gesellschaftlichen Entwicklungen müssen bei der Arbeitsgestaltung einbezogen werden (Mustapha 2020).

5.3.1   Schritt 1 – Mensch-Maschine-Funktionsteilung

Zu Beginn der Arbeitsgestaltung muss die Mensch-Maschine-Funktionsteilung festgelegt werden. Dafür müssen folgende Fragen beantwortet werden: Welche

Maschinen bzw. Technologien stehen zur Verfügung bzw. werden zeitnah ein-
geführt? Welchen Einfluss haben diese Technologien auf die zu gestaltenden
Arbeitsstellen? Welche Tätigkeiten sollen zukünftig von einer Technologie übernommen werden? Wie wird der Schnittpunkt zwischen den Arbeitenden und der
jeweiligen Technologie gestaltet?

Bei der Beantwortung dieser Fragen ist darauf zu achten, dass die Tätigkeit
nicht partialisiert wird und der Mensch nur noch die nicht automatisierbaren
Lücken füllt (Hacker 2018). Die Automatisierung sollte vielmehr dazu genutzt
werden, um Arbeitende von monotonen, repetitiven und nicht menschenge-
rechten Anforderungen zu entbinden (Hartmann 2015; Mustapha 2020; Rau
und Hoppe 2020). Wichtig ist dabei, dass immer menschenzentriert und nicht
maschinenzentriert vorgegangen wird (Ulich 2011).

5.3.2 Schritt 2 – Arbeitsteilung/Auftragsverteilung/Auftragsgestaltung

Dieser Schritt ist im Hinblick auf die Gestaltung der vollständigen Tätigkeiten entscheidend. Die Aufträge müssen von der Organisation über die Abteilungen und
Arbeitsgruppen bis zu den Arbeitenden heruntergebrochen werden (Hacker und
Sachse 2014). Dabei kommt es besonders auf die Arbeitsteilung und -kombination
an. Oft reicht es schon, wenn die Tätigkeiten innerhalb einer Arbeitsgruppe
optimiert werden. Um eine vollständige Tätigkeit mit den Tätigkeitsklassen Vorbereiten, Organisieren und Kontrollieren zu schaffen, kann z. B. eine *Mengen-*
anstatt *Artteilung* zwischen den Tätigkeiten einer Arbeitsgruppe umgesetzt werden (Mustapha 2020). Artteilung bedeutet, dass die Arbeitenden innerhalb einer
Arbeitsgruppe verschiedene Tätigkeiten haben. In der Regel gibt es innerhalb
solcher Arbeitsgruppen Arbeitende, welche komplexe Tätigkeiten ausführen und
Arbeitenden, die nur einfache Tätigkeiten mit wenig Denkanforderungen ver-
richten. Demgegenüber haben Arbeitsgruppen mit einer Mengenteilung keine
verschiedenen Tätigkeiten. Alle Arbeitenden haben sowohl anspruchsvolle als
auch einfache Tätigkeitsbestandteile. Eine Artteilung ist z. B. häufig in Verwaltun-
gen vorzufinden (siehe Beispiel: Unterschied zwischen Mengen- und Artteilung
der Arbeit sowie deren Auswirkung).

Unterschied zwischen Mengen- und Artteilung der Arbeit sowie deren Auswirkung

Artteilung am Beispiel einer Verwaltung: Stellen Sie sich vor, es gibt zum
einen höher gestellte Sachbearbeiterinnen und Sachbearbeiter bzw. Referen-
tinnen und Referenten für komplexe problemlösende oder planende Aufträge

(z. B. ReferentIn Controlling) und zum anderen Sachbearbeiterinnen und Sachbearbeiter für einfache, abarbeitende Aufträge (z. B. Sachbearbeitung Rechnungsprüfung). Die Beschäftigten dieser beiden Gruppen können nicht kooperieren. Das hat zur Folge, dass mit einer hohen Wahrscheinlichkeit für die einfachen Sachbearbeiter und Sachbearbeiterinnen eine reduzierte Vielfalt sowie weniger Tätigkeitsspielraum zu beobachten sein wird. Zur gleichen Zeit wird aufgrund des dauerhaft hohen Regulationsniveaus bei den höher gestellten Sachbearbeiterinnen und Sachbearbeitern bzw. Referentinnen und Referenten eine hohe Arbeitsintensität vorherrschen. Eine Mengenteilung sehe eine solche Aufteilung in zwei Beschäftigtengruppen nicht vor. Ziel wäre hier, dass mit einer Mengenteilung einfache und komplexe Aufträge kombiniert werden. Somit wäre eine höhere Vollständigkeit für die Arbeitenden mit einfachen Tätigkeiten erzeugt und die Arbeitsintensität der Arbeitenden mit den komplexeren Tätigkeiten verringert. Das heißt, dass beiden Gruppen durch gezielte Arbeits- und Organisationsgestaltung Kooperation (und somit Unterstützung) ermöglicht wird.◄

Um auf der Ebene des einzelnen Arbeitenden evolvierend vollständige Tätigkeiten zu schaffen, können Komplexaufträge eingesetzt werden, welche ganzheitlich, vielfältig und kognitiv anspruchsvoll sind (vgl. Hacker und Sachse 2014). Vollständige Tätigkeiten können auch durch klassische und moderne Arbeitsgestaltungsmaßnahmen geschaffen werden (Mustapha 2020; Schermuly 2019). Während *job rotation* und *job enlargement* zur Schaffung von Komplexaufträgen ungeeignet sind, können innerhalb der klassischen Maßnahmen *job enrichment* und *teilautonome Arbeitsgruppen* empfohlen werden. Job rotation oder job enlargement führen eher zu einer Erweiterung von meist ausführenden Tätigkeiten. Job enrichment und teilautonome Arbeitsgruppen tragen dagegen zu einer Hinzunahme weiterer Tätigkeitsklassen bei (Mustapha 2020). Moderne Arbeitsgestaltungsmaßnahmen, welche ebenfalls eine Hinzunahme von Tätigkeitsklassen bewirken, sind z. B. die Arbeit in *dynamischen Netzwerken* und das *agile Arbeiten* (Schermuly 2019). Diese beiden Maßnahmen führen zu einem Abbau starrer Strukturen sowie zu einer Steigerung der Eigenverantwortung der Arbeitenden.

5.3.3 Schritt 3 – Individuelle Strategien

Damit Tätigkeiten nicht nur vollständig, sondern evolvierend vollständig werden, muss in jedem Fall eine individuelle Strategieentwicklung ermöglicht werden

(Mustapha 2020). Im Ideal umfasst der Auftrag die Optimierung bzw. Weiterentwicklung der eigenen Arbeitsgegenstände, -prozesse oder -organisation. Zu diesem Zweck eignen sich beispielsweise Ansätze wie das *job crafting,* die *organisationale Ambidextrie* oder auch klassische *Qualitätszirkel* (Mustapha 2020). Job crafting bedeutet, dass die Arbeitenden die Möglichkeit haben, den Arbeitsauftrag eigenständig zu verändern bzw. anzupassen oder auch die Kolleginnen und Kollegen selbstinitiiert auszusuchen (Mustapha 2020; Tims und Bakker 2020). Unter der organisationalen Ambidextrie wird in diesem Kontext besonders die *kontextuelle Ambidextrie* verstanden. Das bedeutet, dass die Arbeitenden neben der Bearbeitung von repetierenden Aufträgen auf Basis des existierenden Wissens auch an der Erarbeitung von neuem Wissen bzw. Innovationen beteiligt sind (Birkinshaw und Gibson 2004; Ducan 1976). Die klassischen Qualitätszirkel, welche freiwillige Arbeitsgruppen darstellen, können ebenfalls evolvierend vollständige Tätigkeiten schaffen (Hacker und Sachse 2014).

Schritt 3 dient allerdings nicht nur der Weiterentwicklung der Arbeit oder der Schaffung von evolvierend vollständigen Tätigkeiten. Vielmehr können die Arbeitenden die Arbeit durch solche Maßnahmen an ihre eigenen Bedürfnisse anpassen (Mustapha 2020; Schweden 2018). Insbesondere im Hinblick auf den Wertewandel, welcher zu einer Stärkung des Selbstverwirklichungswunsches beiträgt, werden diese individuellen Strategien immer wichtiger.

5.3.4 Schritt 4 – Fehlbeanspruchungsursachen minimieren

Parallel zu Schritt 1 bis 3 müssen Fehlbeanspruchungsursachen soweit möglich minimiert bzw. gänzlich beseitigt werden (Mustapha 2020). Die Gestaltung von vollständigen Tätigkeiten führt bereits zu einer beeinträchtigungsfreien Ausprägung vieler Arbeitsmerkmale. Denn wie bereits erläutert, hängen viele Merkmale wie z. B. Tätigkeitsspielraum oder die Möglichkeit zur Verantwortungsübernahme mit dem Metakonstrukt zusammen. Dennoch gibt es auch weitere Arbeitsmerkmale, welche zusätzlich gestaltet werden müssen. So ist beispielsweise die Arbeitsintensität eine mögliche Ursache von Fehlbeanspruchungen (Hacker 2020; Rau und Göllner 2018). Es kommt also darauf an, das Verhältnis von Arbeitsmenge zu Arbeitszeit anzupassen und mögliche Hindernisse (z. B. widersprüchliche Anforderungen, Störungen, Unterbrechungen) adäquat zu gestalten. Das Beobachtungsinterview TAG-MA enthält über die Arbeitsintensität hinaus eine Reihe von Skalen, welche zur Analyse von Fehlbeanspruchungsursachen geeignet sind (Rau et al. 2018). Zudem enthält jede dieser inhaltlich verankerten Skalen eine Mindestausprägung, welche für beeinträchtigungsfreies Arbeiten als

Minimum vorhanden sein muss. Der TAG-MA ist somit auch für die Bewertung von Arbeitsmerkmalen geeignet.

5.3.5   Schritt 5 – Rahmenbedingungen

Auch die Rahmenbedingungen müssen parallel zu Schritt 1 bis 3 beachtet und gegebenenfalls gestaltet werden (Mustapha 2020). Fälschlicherweise setzen viele Arbeitsgestaltungsmaßnahmen an den Rahmenbedingungen an. Solche Maßnahmen sollten allerdings nur begleitend erfolgen. Der Kern ist immer die Gestaltung des Auftrags (Schritt 1 bis 3). Zu den Rahmenbedingungen gehören beispielsweise die Führungskräfte, die Unternehmenskultur oder die Bezahlung. Die Maßnahmen können unter anderem darauf abzielen, dass die Führungskräfte die Ausführung der vollständigen Tätigkeiten unterstützen bzw. nicht behindern, eine Vertrauens- und Fehlerkultur im Unternehmen existiert oder eine adäquate Vergütung existiert (Mustapha 2020).

Schlussfolgerungen zu den Grundsätzen der Arbeitsanalyse, -bewertung und -gestaltung

Bei der Durchführung einer Arbeitsanalyse, -bewertung und -gestaltung gilt es, verschiedene Grundsätze zu beachten. So bilden objektive Beobachtungsinterviews den Kern einer Arbeitsanalyse. Diese sollten jedoch mit subjektiv-bedingungsbezogenen Methoden kombiniert werden. Zudem erfolgt die Analyse mehrstufig und hypothesengeleitet. Die Bildung von Clustern erleichtert dabei die Analyse und ermöglicht auch eine praktikable Umsetzung in großen Unternehmen. Weiterhin ist darauf zu achten, dass alle eingesetzten Verfahren über kriteriumsbezogene Bewertungsmaßstäbe verfügen (z. B. Cut-Off-Werte, Mindestprofile). Benchmarks oder skalen- bzw. bezugsgruppenorientierte Bewertungsmaße genügen nicht. Für die Gestaltung der Arbeit wird ein fünfstufiges Vorgehen empfohlen, welches das ganze Unternehmen sowie die technologischen Möglichkeiten einbezieht und am Auftrag der Arbeitenden ansetzt.

Ein ganzheitliches Vorgehen – Best Practice

6

Unter Berücksichtigung der bisher vorgestellten Grundsätze der Arbeitsanalyse, -bewertung und -gestaltung wurde von Mustapha (2020) ein ganzheitliches Vorgehen mit dem Namen *Strukturierte Tätigkeitsanalyse* (STAN) entwickelt und erprobt. Das Vorgehen sowie die praktische Umsetzung werden nachfolgend erläutert. Das STAN-Vorgehen dient als Leitlinie für qualifizierte Praktiker. Das vorgestellte ganzheitliche Vorgehen kann sowohl für Gefährdungsbeurteilungen psychischer Belastung als auch für allgemeine Arbeitsanalysevorhaben eingesetzt werden.

6.1 Erläuterung der „Strukturierten Tätigkeitsanalyse"

In Abb. 6.1 ist das ganzheitliche Vorgehen zur Arbeitsanalyse, -bewertung und -gestaltung STAN dargestellt. Es umfasst acht Schritte, welche sich drei Phasen zuordnen lassen (Mustapha 2020). Nachfolgend werden diese acht Schritte kurz erklärt.

Phase 1 Die erste Phase beginnt mit dem *a) Projektstart.* Inhalt dieser Phase ist die Analyse aller vorhandenen betrieblichen Dokumente (z. B. vorangegangene vergleichbare Analysen) sowie die Strukturen, Prozesse und Technologien. Hilfreich hierfür ist beispielsweise die *Business-Process-Management-Software* (BPM), über welche mittlerweile viele Unternehmen verfügen und welche alle relevanten Daten für die Struktur-, Prozess- und Technologieanalyse enthält. Schritt *b) Fragebogenuntersuchung* beschreibt eine computergestützte umfassende Fragebogenerhebung aller Arbeitenden, welche anhand von Cut-Off-Werten (vgl. Abschn. 5.2) automatisch ausgewertet wird. In Abhängigkeit der jeweiligen Branche bzw. des

© Der/die Autor(en), exklusiv lizenziert durch Springer Fachmedien
Wiesbaden GmbH, ein Teil von Springer Nature 2021
V. Mustapha und F. Schweden, *Arbeitsanalyse – Arbeitsbewertung –
Arbeitsgestaltung,* essentials, https://doi.org/10.1007/978-3-658-33129-0_6

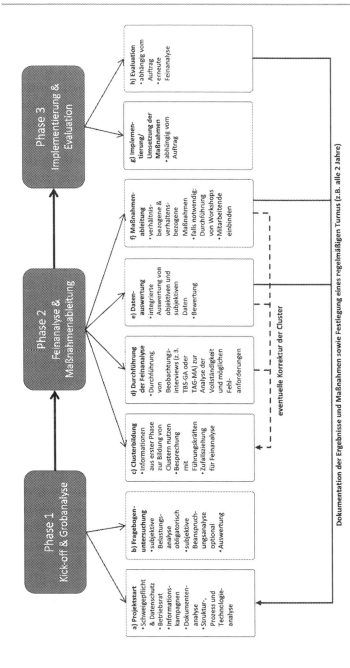

Abb. 6.1 Ganzheitliches Vorgehen zur Arbeitsanalyse, -bewertung & -gestaltung mit dem Namen STAN – Strukturierte Tätigkeitsanalyse (nach Mustapha 2020)

Unternehmens sollten unterschiedliche bedarfsorientierte Fragebögen eingesetzt werden. Mithilfe der Fragebogenuntersuchung wird ein Screening bzw. eine Orientierung über die vorliegende psychische Belastung realisiert. Zudem unterstützt dieser Schritt das hypothesengeleitete Vorgehen (vgl. Abschn. 4.2).

Phase 2 Mit Schritt *c) Clusterbildung* beginnt die zweite Phase. Die Daten aus Phase 1 dienen der Hypothesengenerierung über Anforderungen der Arbeitenden. Daraus können anforderungsähnliche Stellencluster abgeleitet werden (Prinzip: Analyse für Stellencluster, nicht für jeden Beschäftigten). Dieser Schritt ist aus Kosten-Nutzen-Überlegungen entscheidend. Für jedes erstellte Cluster wird nachfolgend mit Schritt *d) Durchführung Feinanalyse* mindestens ein Beobachtungsinterview durch eine Expertin bzw. einen Experten durchgeführt. Die Ergebnisse der Beobachtungsinterviews und die Ergebnisse aus Phase 1 werden in Relation zueinander ausgewertet (vgl. Abschn. 5.1.1). Diese Analyseergebnisse bilden die Grundlage für Schritt *f) Maßnahmenableitung.* In diesem Schritt werden Gestaltungsempfehlungen abgeleitet (vgl. Abschn. 5.3). Idealerweise erfolgt die Maßnahmenableitung in einem partizipativen Prozess mithilfe von beispielsweise Workshops, an dem Führungskräfte und Arbeitende gemeinsam teilnehmen. Falls bei den einzelnen Schritten von Phase 2 festgestellt wird, dass die Clusterbildung nicht den Anforderungen entspricht, können die Cluster agil angepasst werden. Dies kann maximal dazu führen, dass weitere Beobachtungsinterviews durchgeführt werden müssen (Mustapha 2020).

Phase 3 Phase 3 enthält die Schritte *g) Implementierung* und *h) Evaluation* der Gestaltungsempfehlungen. Außerdem müssen die Ergebnisse aus Schritt *e) Datenauswertung,* die abgeleiteten Gestaltungsempfehlungen aus Schritt *f)* und die gegebenenfalls durchgeführte Evaluation dokumentiert werden (ArbSchG §6 2015). Diese Dokumentationen bilden die Grundlage für zukünftige Arbeitsanalysen, -bewertungen und -gestaltungen (vgl. Schritt *a).* Von Expertinnen und Experten wird aufgrund der sich stetig ändernden Arbeitswelt und deren sich ändernden Anforderungen empfohlen, dass kontinuierlich alle zwei Jahre ein Monitoring durchgeführt wird (Richter et al. 2009). Ohnehin ist es empfehlenswert bei größeren organisatorischen bzw. strukturellen Veränderungen, technischen Neuerungen oder vermehrt festgestellten Beeinträchtigungen, das beschriebene Vorgehen zu wiederholen (Mustapha 2020).

6.2   Praktische Anwendung

Die Strukturierte Tätigkeitsanalyse (STAN) wurde bei einem deutschen Energie-konzern mit mehr als 550 Arbeitenden erprobt und evaluiert (Mustapha 2020). In dem Unternehmen haben sowohl blue collar worker (z. B. Betriebshandwer-ker und -handwerkerinnen, Monteur und Monteurin etc.) als auch white collar worker (z. B. Sachbearbeiter und Sachbearbeiterinnen, Referenten und Referen-tinnen) gearbeitet. Insbesondere die Clusterbildung hat dazu geführt, dass auch die objektiv-bedingungsbezogenen Beobachtungsinterviews praktikabel durchge-führt werden konnten. Beispielsweise war es dadurch möglich, besonders große Abteilungen mit mehr als 100 Arbeitenden auf elf anforderungshomogene Stellen-cluster zu reduzieren. Mehrere Fachbereiche des Unternehmens haben bereits in diesem Analyseschritt von der Übersicht der anforderungsgleichen Cluster pro-fitiert. Die Personalentwicklung nutzt diese Übersicht mittlerweile für gezielte Maßnahmenangebote. Für die Beobachtungsinterviews bzw. Feinanalysen wurde das bereits genannte Verfahren TAG-MA (Rau et al. 2018; siehe Informationsbox) eingesetzt.

Erläuterung des Verfahrens zur Tätigkeitsanalyse und -gestaltung bei mentalen Arbeitsanforderungen (TAG-MA)
Das TAG-MA ist ein Beobachtungsinterview, welches der Analyse von Arbeitstätigkeiten, der Bewertung objektiver Merkmalsausprägungen hinsichtlich Beeinträchtigungsfreiheit und potenzieller Lern- und Persönlichkeitsförderlichkeit sowie der Ableitung arbeitsgestalteri-scher Maßnahmen dient. Das Verfahren beruht auf der Handlungsregulationstheorie und den neuesten arbeitswissenschaftlichen sowie arbeitspsychologischen Erkenntnissen. Die einzelnen Arbeitsmerkmale sind in die drei Teile 1) *Arbeitsinhalt und erforderliche kogni-tive Leistungen,* 2) *Organisation und Verantwortung* sowie 3) *Externe Lernerfordernisse und interne Lernmöglichkeiten* eingegliedert. Alle Skalen des Verfahrens stellen inhaltlich beschriebene und normgerecht verankerte Ausprägungen einzelner Arbeitsmerkmale dar. Das heißt, dass für jede Skala (demnach für jedes Arbeitsmerkmal) Normwerte (sogenannte unkri-tischen Werte) existieren, welche für beeinträchtigungsfreies Arbeiten stehen und an inter- und nationalen Normen orientiert sind (vgl. Rau et al. 2018). Zusätzlich gibt es die Möglichkeit das Verfahren mit Modulen für die gezielte Erfassung von Arbeitsmerkmalen zu ergänzen.

Mithilfe des Verfahrens wurde eine Ampelbewertung für die Gefährdungsbe-urteilung psychischer Belastung vorgenommen. Anhand der Bewertung konnte direkt geschlussfolgert werden, ob Gestaltungserfordernisse bzw. -empfehlungen vorhanden waren. Bei einer *roten* Bewertung können Schäden bzw. Beein-trächtigungen nicht ausgeschlossen werden und es müssen Gestaltungsmaßnah-men erfolgen. Wurde die Arbeitstätigkeit *gelb* bewertet, bedeutet dies, dass die Arbeitsstelle nicht den Ansprüchen der Dreifachzielstellung nach Effizienz,

Beeinträchtigungsfreiheit sowie Lern- und Persönlichkeitsförderlichkeit genügt. Gestaltungsmaßnahmen sind hier als Empfehlung zu verstehen. Aus dem Vorgehen STAN bei dem Energiekonzern wurden insgesamt 70 Gestaltungsvorschläge direkt abgeleitet, welche den entsprechenden Führungskräften vorgestellt wurden. Die Umsetzung erfolgt in den kommenden Jahren und wird partizipativ mit den Arbeitenden der betroffenen Arbeitsstellen geplant. Die retrospektive Metaevaluation nach Empfehlung der *Deutschen Gesellschaft für Evaluation e. V.* (2016) sowie Döring und Bortz (2016) hat ergeben, dass STAN nützlich, durchführbar, fair und genau ist. Zusätzlich erfüllt das Vorgehen die Kriterien der Utilität und Ökonomie der DIN EN ISO 10075–3 (2004).

Auf Basis der in Kap. 5 vorgestellten Grundsätze der Arbeitsanalyse, -bewertung und -gestaltung wurde das ganzheitliche Vorgehen STAN entwickelt, welches aus drei Phasen mit acht Schritten besteht. Das Vorgehen wurde bereits in einem Energiekonzern erprobt. Dabei konnte gezeigt werden, dass es möglich ist, STAN flexibel bei Großunternehmen sowie verschiedenen Branchen (white collar und blue collar worker) in einer praktikablen Weise einzusetzen. Insbesondere für Gefährdungsbeurteilungen psychischer Belastung ist das ganzheitliche Vorgehen STAN zu empfehlen.

Erratum zu: Wesentliche Arbeitsmerkmale

Erratum zu: Kapitel 4 in: V. Mustapha und F. Schweden, *Arbeitsanalyse – Arbeitsbewertung – Arbeitsgestaltung,*essentials, https://doi.org/10.1007/978-3-658-33129-0_4

Dieses Buch wurde versehentlich veröffentlicht ohne nachstehenden Text in Kapitel 4.2 korrigierend zu ergänzen:

Beispiel 4.1 zur Unterscheidung von task identity des Job Characteristics Model und der vollständigen Tätigkeit der Handlungsregulationstheorie (aus Mustapha 2020)

Das JCM weist fünf Kernmerkmalen auf, welche in Kombination zu hoher intrinsischer Motivation und Arbeitsleistung führen sollen. Ein zentrales Merkmal ist dabei die task identity (Definition: „the degree to which the job requires completion of a 'whole' and identifiable piece of work; that is, doing a job from beginning to end with a visible outcome", Hackman und Oldham 1976, S. 275). Demnach ist task identity ein eng gefasstes und durch die andere Kernmerkmale beeinflussbares Konstrukt. Hingegen ist die Bedeutung des Konstrukts der vollständigen Tätigkeit auf Basis der Handlungsregulationstheorie wesentlich umfassender und geht über das „doing a job from beginning to end" (Hackman und Oldham 1976, S. 275) hinaus. Deutlich werden die

---

Die korrigierte Version des Kapitels ist verfügbar
https://doi.org/10.1007/978-3-658-33129-0_4

V. Mustapha und F. Schweden, *Arbeitsanalyse – Arbeitsbewertung – Arbeitsgestaltung,* essentials, https://doi.org/10.1007/978-3-658-33129-0_7

Unterschiede beider theoretischer Konstrukte an einem Beispiel: Stellen Sie sich vor, dass Ihr Auftrag darin besteht, einen Schaukelstuhl mit den vorhandenen Bauteilen und Werkzeugen nach vorgegebenen Regeln zu fertigen. Ihr Arbeitsplatz hält dabei alle Bauteile, Werkzeuge sowie detaillierte Fertigungsvorschriften für sie bereit. Folglich können Sie den Schaukelstuhl problemlos zusammenbauen. Nach dem JCM liegt bei diesem Beispiel ein „whole piece of work" (Hackman und Oldham 1976, S. 275) und somit task identity vor. Im Sinne der Handlungsregulationstheorie hält dieses Beispiel allerdings nur die Tätigkeitsklasse *Ausführen* für Sie bereit. In der Theorie wäre diese Tätigkeit somit sequentiell und hierarchisch unvollständig. Wenn Sie jedoch den Auftrag erhalten würden, dass Sie einen Schaukelstuhl konstruieren, fertigen und anschließend auf Funktionalität überprüfen sollen, wäre die Tätigkeit sequentiell vollständig. Sequentielle Vollständigkeit liegt vor, da Sie Ihre eigene Tätigkeit planen, vorbereiten sowie organisatorische Abstimmungen mit anderen Arbeitenden treffen müssen und schließlich das Arbeitsergebnis (den Schaukelstuhl) eigenständig oder mithilfe von Rückmeldungen kontrollieren können. Durch die Möglichkeit zum Entwurf des Schaukelstuhls, wäre auch schöpferisches Denken bzw. die intellektuelle Regulationsebene gegeben. Die Tätigkeit wäre somit auch hierarchisch vollständig. Eine sequentiell und hierarchisch vollständige Tätigkeit bedingt wiederum Arbeitsmerkmale wie Verantwortungsübernahme, Kooperations- und Lernmöglichkeiten. Die Tätigkeit erfüllt folglich alle Merkmale einer gut gestalteten Arbeit nach DIN EN ISO 6385 (2016).◄

Was Sie aus diesem *essential* mitnehmen können

- Gute Arbeit sollte effizient, beeinträchtigungsfrei sowie lern- und persönlichkeitsförderlich sein (Dreifachzielstellung der Arbeit).
- Um den Herausforderungen der VUKA-Welt gerecht zu werden, ist eine effiziente, beeinträchtigungsfreie sowie lern- und persönlichkeitsförderliche Arbeit unerlässlich.
- Durch eine ganzheitliche Arbeitsanalyse, -bewertung und -gestaltung kann die Dreifachzielstellung der Arbeit umgesetzt werden.
- Bei der Umsetzung müssen besonders die Konstrukte Vollständigkeit, Tätigkeitsspielraum und Arbeitsintensität beachtet werden. Diese sind zentrale Bestandteile einer effizienten, beeinträchtigungsfreien sowie lern- und persönlichkeitsförderlichen Arbeit.
- Besonders die Vollständigkeit als übergeordnetes Metakonstrukt bedingt bzw. beeinflusst eine Vielzahl von Arbeitsmerkmalen. In diesem Sinne ermöglicht sie die Erfüllung der Grundsätze einer gut gestalteten Arbeit nach DIN EN ISO 6385 (2016).
- Bei der Arbeitsanalyse, -bewertung und -gestaltung müssen die Grundsätze nach Methodenkombination, Mehrstufigkeit, Repräsentativität, Arbeitsstudien und Expertise berücksichtigt werden.
- Die Arbeitsgestaltung gelingt durch die Berücksichtigung der fünf Schritte: 1) Funktionsteilung, 2) Auftragsgestaltung, 3) Individuelle Strategien, 4) Reduzierung der Belastung und 5) Rahmenbedingung.
- Das ganzheitliche Vorgehen zur Arbeitsanalyse, -bewertung und -gestaltung STAN macht die Erfüllung der Dreifachzielstellung bzw. der normorientieren Grundsätze guter Arbeit möglich.
- Generell ist das Vorgehen STAN für Arbeitsgestaltungsvorhaben als auch für die Gefährdungsbeurteilung psychischer Belastung zu empfehlen.

Literatur

Apt, W., & Bovenschulte, M. (2018). Die Zukunft der Arbeit im demografischen Wandel. In S. Wischmann & E. A. Hartmann (Hrsg.), *Zukunft der Arbeit – Eine praxisnahe Betrachtung* (S. 159–174). Berlin: Springer. https://doi.org/10.1007/978-3-662-49266-6

Bamberg, E., & Metz, A.-M. (1998). Intervention. In E. Bamberg, A. Ducki & A.-M. Metz (Hrsg.), *Handbuch Betriebliche Gesundheitsförderung. Arbeits- und organisationspsychologische Methoden und Konzepte* (S. 177–209). Göttingen: Angewandte Psychologie.

Birkinshaw, J., & Gibson, C. B. (2004). Building Ambidexterity Into an Organization. *MIT Sloan Managemen Review, 45*, 47–55.

Bishop, G. D., Enkelmann, H. C., Tong, E. M. W., Why, Y. P., Diong, S. M., Ang, J. et al. (2003). Job demands, decisional control, and cardiovascular responses. *Journal of Occupational Health Psychology, 8*, 146–156. https://doi.org/10.1037/1076-8998.8.2.146.

Botthof, A., & Hartmann E. A. (Hrsg.). (2015). *Zukunft der Arbeit in Industrie 4.0*. Berlin: Springer. https://doi.org/10.1007/978-3-662-45915-7.

Brunsbach, S. (2018). *Politische Parteien in Zeiten des demographischen Wandels. Reflexion der veränderten Altersstruktur in der Parteiprogrammatik*. Wiesbaden: Springer.

Bundesministerium der Verteidigung (2019). *Bericht zur Digitalen Transformation des Geschäftsbereichs des Bundesministeriums der Verteidigung*. Verfügbar unter: https://www.bmvg.de/resource/blob/143248/7add8013a0617d0c6a8f4ff969dc0184/20191029-download-erster-digitalbericht-data.pdf.

Bundesministerium für Arbeit und Soziales (2013). Arbeitsschutzgesetz vom 7. August 1996 (BGBl. I S. 1246), das durch Artikel 8 des Gesetzes vom 19. Oktober 2013 (BGBl. I S. 3836) geändert wurde. Verfügbar unter: https://www.bgbl.de/xaver/bgbl/start.xav?start=%2F%2F*%5B%40attr_id%3D%27bgbl113s3836.pdf%27%5D#__bgbl__%2F%2F*%5B%40attr_id%3D%27bgbl113s3836.pdf%27%5D__1593619887827.

Debitz, U., Gruber, H., & Richter, G. (2007). *Psychische Gesundheit am Arbeitsplatz. Teil 2. Erkennen, Beurteilen und Verhüten von Fehlbeanspruchungen*. Bochum: InfoMediaVerlag.

Deutsche Gesellschaft für Evaluation e. V. (2016). *Standards für Evaluation – Erste Revision*. Mainz: DeGEval – Gesellschaft für Evaluation.

Deutsches Arbeitsschutzgesetz, §4, §5 (2015). Verfügbar unter www.gesetze-im-internet.de/arbschg.

DIN EN 45020 (2007). *Normung und damit zusammenhängende Tätigkeiten – Allgemeine Begriffe*. Berlin: Beuth.

DIN EN ISO 10075–1 (2018). *Ergonomische Grundlagen bezüglich psychischer Arbeitsbelastung. Teil 1: Allgemeines und Begriffe*. Berlin: Beuth.

DIN EN ISO 10075–3 (2004). *Ergonomische Grundlagen bezüglich psychischer Arbeitsbelastung. Teil 3: Grundsätze und Anforderungen an Verfahren zur Messung und Erfassung psychischer Arbeitsbelastung*. Berlin: Beuth.

DIN EN ISO 6385 (2016). *Grundsätze der Ergonomie für die Gestaltung von Arbeitssystemen – Ersatz für DIN EN ISO 6385:2004–05*. Berlin: Beuth.

Donaldson, S. I., & Grant-Vallone, E. J. (2002). Understanding Self-Reported Bias in Organizational Behavior Research. *Journal of Business and Psychology, 17*, 245–260. https://doi.org/10.1023/A:1019637632584.

Döring, N., & Bortz, J. (2016). *Forschungsmethoden und Evaluation in den Sozial- und Humanwissenschaften* (5. Aufl.), Heidelberg: Springer.

Drucker, P. (1999). *Management Challenges for the 21st Century*. New York, NY: Elsevier.

Duncan, R. B. (1976). The ambidextrous organization: designing dual structures for innovation. In R. H. Kilmann, L. R. Pondy & D. P. Slevin (Eds.), *The management of organization design: strategies and implementation* (pp. 167–188). New York, NY: Elsevier.

Eckert, R. (2017). Hyperwettbewerb und Digitalisierung. In Eckert, R (Hrsg.), *Business Innovation Management* (S. 1–14). Wiesbaden: Springer. https://doi.org/10.1007/978-3-658-13456-3_4.

Eller, N. H., Netterstrøm, B., Gyntelberg, F., Kristensen, T. S., Nielsen, F., Steptoe, A. et al. (2009). Work-related psychosocial factors and the development of ischemic heart disease: a systematic review. *Cardiology in Review, 17*, 83–97. https://doi.org/10.1097/CRD.0b0 13e318198c8e9.

Emery, F. E. (1967). Analytical Model for Socio-technical Systems. Address to the International Conference on Sociotechnical Systems, Lincoln. In F. E. Emery (Ed.), *The Emergence of a New Paradigm of Work* (pp. 95–106). Canberra: Australian National University Press.

Gebele, N., Morling, K., Rösler, U., & Rau, R. (2011). Objektive Erfassung von Job Demands und Decision Latitude sowie Zusammenhänge der Tätigkeitsmerkmale mit Erholungsunfähigkeit. *Zeitschrift für Arbeits- u. Organisationspsychologie, 55*, 32–45. https://doi.org/10.1026/0932-4089/a000036.

Grömling, M., & Haß, H.-J. (2009). *Globale Megatrends und Perspektiven der deutschen Industrie*. Köln: Deutscher Instituts-Verlag.

Hacker, W. (1973). *Allgemeine Arbeits- und Ingenieurpsychologie – Psychologische Struktur und Regulation von Arbeitstätigkeiten*. Berlin: Verlag der Wissenschaften.

Hacker, W. (2001). Repliken zum Beitrag von Rainer Oesterreich: Das Belastungs-Beanspruchungskonzept im Vergleich mit arbeitspsychologischen Konzepten. *Zeitschrift für Arbeitswissenschaften, 55*, 175–176.

Hacker, W. (2009). *Arbeitsgegenstand Mensch: Psychologie dialogisch-interaktiver Erwerbsarbeit – Ein Lehrbuch*. Lengerich: Pabst Science Publishers.

Hacker, W. (2016). Vernetzte künstliche Intelligenz/Internet der Dinge am deregulierten Arbeitsmarkt: Psychische Arbeitsanforderungen. *Psychologie des Alltagshandelns, 9*, 4–21.

Hacker, W. (2018). *Menschengerechtes Arbeiten in der digitalisierten Welt: Eine Wissenschaftliche Handreichung*. Zürich: vdf Hochschulverlag.

Hacker, W. (2020). Prävention von zeitlicher Überforderung bei entgrenzter komplexer Wissens- sowie Innovationsarbeit – Möglichkeiten und Grenzen der Zeitbedarfsermittlung – eine Fallstudie. *Journal Psychologie des Alltagshandelns, 13*, 12–27.

Hacker, W., & Richter, P. (1980). Lehrtext 1 – Psychologische Bewertung von Arbeitsgestaltungsmaßnahmen – Ziele und Bewertungsmaßstäbe. In W. Hacker (Hrsg.), *Spezielle Arbeits- und Ingenieurpsychologie in Einzeldarstellung.* Berlin: Deutscher Verlag der Wissenschaft.

Hacker, W., & Richter, P. (1984). *Psychische Fehlbeanspruchung. Psychische Ermüdung, Monotonie, Sättigung und Streß.* Berlin: Springer.

Hacker, W., & Sachse, P. (2014). *Allgemeine Arbeitspsychologie: Psychische Regulation von Tätigkeiten* (3. Aufl.). Göttingen: Hogrefe.

Hacker, W., Fritzsche, B., Richter, P., & Iwanowa, A. (1995). *Tätigkeitsbewertungssystem (TBS). Verfahren zur Analyse, Bewertung und Gestaltung von Arbeitstätigkeiten.* Zürich: vdf Hochschulverlag.

Hacker, W., Slanina, K., & Scheuch, K. (2015). Einmischen: Verhältnisprävention arbeitsbedingter psychischer Belastung anstatt Symptomtherapie – Aber wie? In R. Wieland, O. Strohm, W. Hacker & P. Sachse (Hrsg.), *Wir müssen uns einmischen – Arbeitspsychologie für den Menschen* (S. 5868). Kröning: Asanger.

Hackman, J. R. (1969). Towards understanding the role of tasks in behavioral research. *Acta Psychologica, 31*, 97–128.

Hackman, J. R., & Oldham, G. R. (1975). Development of the Job Diagnostic Survey. *Journal of Applied Psychology, 60*, 159–170.

Hackman, J. R., & Oldham, G. R. (1976). Motivation through the design of work: Test of a theory. *Organizational Behavior & Human Performance, 16*, 250–279.

Hartmann, E. (2015) Arbeitsgestaltung für Industrie 4.0: Alte Wahrheiten – neue Herausforderungen. In A. Botthof & E. A. Hartmann (Hrsg.), *Zukunft der Arbeit in Industrie 4.0* (S. 9–20). Berlin: Springer. https://doi.org/10.1007/978-3-662-45915-7.

Häusser, J. A., Mojzisch, A., Niesel, M. & Schulz-Hardt, S. (2010). Ten years on: A review of recent research on the job demand-control (-support) model and psychological well-being. *Work & Stress, 24*, 1–35. https://doi.org/10.1080/02678371003683747.

Hillman, K.-H. (2001). Zur Wertewandelforschung: Einführung, Übersicht und Ausblick. In G. W. Oesterdiekhoff & N. Jegelka (Hrsg.), *Werte und Wertewandel in westlichen Gesellschaften – Resultate und Perspektiven der Sozialwissenschaften* (S. 15–40). Wiesbaden: Springer. https://doi.org/10.1007/978-3-663-11838-1.

Hoppe, J., & Rau, R. (2017). Erlebte Beteiligung an der Zielsetzung. Wie das Zielsystem an die Leistungsvoraussetzungen der Beschäftigten angepasst werden kann. *Zeitschrift für Arbeits- und Organisationspsychologie, 61* (1), 18–30.

Humphrey, S. E., Nahrgang, J. D. & Morgeson, F. P. (2007). Integrating motivational, social and contextual work design features: A meta-analytic summary and theoretical extention of the work design literature. *Journal of Applied Psychology, 92*, 1332–1356. https://doi.org/10.1037/0021-9010.92.5.1332.

Inglehart, R. F. (2018). *Cultural Evolution – People's Motivations Are Changing, and Reshaping the World.* Cambridge: Cambridge University Press. https://doi.org/10.1017/9781108613880.

Karasek, R. A. (1979). Job demands, job control, and mental strain: Implications for job redesign. *Administrative Science Quarterly, 24*, 285–308.

Kirchler, E., Meier-Pesti, K., & Hoffmann, E. (2011). Menschenbilder. In E. Kirchler (Hrsg.), *Arbeits- und Organisationspsychologie* (3. Aufl., S. 17–26). Wien: Facultas.

Lamoureux, L. (2017). *Doing Digital Right – How Companies Can Thrive in the Next Digital Era.* Third Digital Inc.

Lohmann-Haislah, A. (2012). Stressreport Deutschland 2012. Psychische Anforderungen, Ressourcen und Befinden. Dortmund: Bundesanstalt für Arbeitsschutz und Arbeitsmedizin (BAuA).

McKeown, T. (1982). *Die Bedeutung der Medizin.* Frankfurt am Main: Suhrkamp.

Metz, A.-M. (2011). Intervention: Von der Reduzierung der Belastungen zur Stärkung von Ressourcen. In E. Bamberg, A. Ducki & A.-M. Metz (Hrsg.), *Gesundheitsförderung und Gesundheitsmanagement in der Arbeitswelt* (S. 185–219). Göttingen: Hogrefe.

Metz, A.-M., & Rothe, H.-J. (2017). *Screening psychischer Arbeitsbelastungen, Ein Verfahren zur Gefährdungsbeurteilung.* Wiesbaden: Springer.

Mustapha, V. (2020). *Eine ganzheitliche Arbeitsanalyse, -bewertung und -gestaltung mit dem Leitbild der „vollständigen Tätigkeit" – Eine Konstruktanalyse und Vorgehensentwicklung* (Dissertation). Martin-Luther-Universität Halle-Wittenberg.

Mustapha, V., & Rau, R. (2019). Kriteriumsbezogene Cut-Off-Werte für Tätigkeitsspielraum und Arbeitsintensität – Eine Bestimmung und Evaluation. *Diagnostica, 65,* 179–190. https://doi.org/10.1026/0012-1924/a000226.

Nahrgang, J. D., Morgeson, F. P., & Hofmann, D. A. (2011). Safety at work: A meta-analytic investigation of the link between job demands, job resources, burnout, engagement, and safety outcomes. *Journal of Applied Psychology, 96,* 71–94. https://doi.org/10.1037/a00 21484.

Netterstrøm, B., Conrad, N., Bech, P., Fink, P., Olsen, O., Rugulies, R. et al. (2008). The relation between work-related psychosocial factors and the development of depression. *Epidemiology Review, 30,* 118–132. https://doi.org/10.1093/epirev/mxn004.

Nübling, M., Stößel, U., Hasselhorn, H. M., Michaelis, M., & Hofmann, F. (2005). *Methoden zur Erfassung psychischer Belastungen – Erprobung eines Messinstrumentes (COP-SOQ). Schriftenreihe der Bundesanstalt für Arbeitsschutz und Arbeitsmedizin, Fb 1058.* Bremerhaven: Wirtschaftsverlag NW.

Prümper, J., Hartmannsgruber, K., & Frese, M. (1995). KFZA. Kurzfragebogen zur Arbeitsanalyse. *Zeitschrift für Arbeits- und Organisationspsychologie, 39,* 125–132.

Rau, R. (2010). Befragung oder Beobachtung oder beides gemeinsam? – Welchen Instrumenten ist der Vorzug bei Untersuchungen zur psychischen Belastung und Beanspruchung zu geben? *Arbeitsmedizin, 60,* 294-301. https://doi.org/10.1007/BF03344299.

Rau, R., & Buyken, D. (2015). Der aktuelle Kenntnisstand über Erkrankungsrisiken durch psychische Arbeitsbelastungen. Ein systematisches Review über Metaanalysen und Reviews. *Zeitschrift für Arbeits- und Organisationspsychologie, 59,* 113–129.

Rau, R., & Göllner, C. (2018). Rahmenmodell der Arbeitsintensität als objektiv bestehende Anforderung. *Arbeit, 27,* 151–174.

Rau, R., & Hoppe, J. (2020). *iga.Report 41. Neue Technologien und Digitalisierung in der Arbeitswelt. Erkenntnisse für die Prävention und Betriebliche Gesundheitsförderung.* Dresden: iga.

Rau, R., Schweden, F., Hoppe, J., & Hacker, W. (2018). *Verfahren zur Tätigkeitsanalyse und -gestaltung bei mentalen Arbeitsanforderungen (TAG-MA). Manual.* Halle (Saale): Martin-Luther-Universität Halle-Wittenberg, Institut für Psychologie.

Richter, G. (2010). *Toolbox Version 1.2. Instrumente zur Erfassung psychischer Belastungen.* Dortmund: Bundesanstalt für Arbeitsschutz und Arbeitsmedizin.

Richter P. (2000) REBA – Ein rechnergestütztes Verfahren zur Integration der Bewertung psychischer Belastungen in die gesundheitsförderliche Arbeitsgestaltung. In B. Badura, M. Litsch & C. Vetter (Hrsg.), *Fehlzeiten-Report 1999 – Psychische Belastung am Arbeitsplatz* (S. 212–222). Berlin: Springer. https://doi.org/10.1007/978-3-642-57161-9.

Rohmert, W., & Rutenfranz, J. (1975). *Arbeitswissenschaftliche Beurteilung der Belastung und Beanspruchung an unterschiedlichen industriellen Arbeitsplätzen.* Bonn: Bundesmin. f. Arbeit u. Sozialordnung.

Rosen, P. H. (2016). *Psychische Gesundheit in der Arbeitswelt – Handlungs- und Entscheidungsspielraum, Aufgabenvariabilität.* Dortmund: Bundesanstalt für Arbeitsschutz und Arbeitsmedizin (BAuA).

Schermuly, C. C. (2019). *New Work – Gute Arbeit gestalten: Psychologisches Empowerment von Mitarbeitern* (2. Aufl.). Freiburg: Haufe.

Schmitz, L. L., McCluney, C. L., Sonnega, A., & Hicken, M. T. (2019). Interpreting Subjective and Objective Measures of Job Resources: The Importance of Sociodemographic Context. *International Journal of Environmental Research and Public Health, 16,* 1–18. https://doi.org/10.3390/ijerph16173058.

Schuller, K., Rösler, U., & Rau, R. (2012). Self-reported job characteristics and negative spillover from work to private life as moderator between expert-rated job characteristics and vital exhaustion. *European Journal of Work and Organizational Psychology, 23,* 177–189. https://doi.org/10.1080/1359432X.2012.727555.

Schütte, S., Chastang, J.-F., Malard, L., Parent-Thirion, A., Vermeylen, G., & Niederhammer, I. (2014). Psychosocial working conditions and psychological well-being among employees in 34 European countries. *International Archives of Occupational and Environmental Health, 87,* 897–907. https://doi.org/10.1007/s00420-014-0930-0.

Schweden, F. (2018). *Auswirkungen erlebter und gegebener Arbeitsmerkmale – Die Beeinflussbarkeit der eigenen Arbeit in Abhängigkeit der Arbeitsintensität* (Dissertation). Martin-Luther-Universität Halle-Wittenberg.

Schweden, F., Kästner, T., & Rau, R. (2019). Erleben von Tätigkeitsspielraum – Die Abhängigkeit des erlebten Tätigkeitsspielraums von Arbeits- und Personenmerkmalen. *Zeitschrift für Arbeits- und Organisationspsychologie, 63,* 59–70. https://doi.org/10.1026/0932-4089/a000280.

Sommer, L. P., Heidenreich, S., & Handrich, M. (2017). War for talents – How perceived organizational innovativeness affects employer attractiveness. *R&D Management, 47,* 299–310. https://doi.org/10.1111/radm.12230.

Spector, P. E. (1992). A consideration of the validity and meaning of self-report measures of job conditions. In C. L. Cooper & I. T. Robertson (Eds.), *International Review of Industrial and Organizational Psychology* (pp. 123–151). West Sussex: John Wiley & Sons.

Stansfeld, S., & Candy, B. (2006). Psychosocial work environment and mental health – A meta-analytic review. *Scandinavian Journal of Work, Environment & Health, 32,* 443–462. https://doi.org/10.5271/sjweh.1050.

Statistisches Bundesamt. (2011). *Prognose des Anteils der Bevölkerung ab 65 Jahren und ab 85 Jahren in Deutschland in den Jahren 2030 und 2060* (Abgerufen am 20. Februar 2020). Verfügbar unter: https://de.statista.com/statistik/daten/studie/196598/umfrage/prognose-des-anteils-der-bevoelkerung-ab-65-jahren-in-deutschland/.

Statistisches Bundesamt. (2019). *Anteil der Bevölkerung ab 65 Jahren an der Gesamt-bevölkerung in Deutschland von 1991 bis 2018* (Abgerufen am 20. Februar 2020). Verfügbar unter: https://de.statista.com/statistik/daten/studie/548267/umfrage/anteil-der-bevoelkerung-ab-65-jahren-und-aelter-in-deutschland/.

Strohm, O., & Ulich, E. (Hrsg.). (1997). *Unternehmen arbeitspsychologisch bewerten. Ein Mehr-Ebenen-Ansatz unter besonderer Berücksichtigung von Mensch, Technik und Organisation.* Zürich: vdf Hochschulverlag.

Then, F. S., Luck, T., Luppa, M., Thinschmidt, M., Deckert, S., Nienhuijsen, K. et al. (2014). Systematic review of the effect of the psychosocial working environment on cognition and dementia. *Occupational and environmental medicine, 71*, 358–365. https://doi.org/ 10.1136/oemed-2013-101760.

Tims, M., & Bakker, A. B. (2010). Job crafting: Towards a new model of individual job redesign. *SA Journal of Industrial Psychology, 36*, 1–9. https://doi.org/10.4102/sajip.v36 i2.841.

Ulich, E. (2011). *Arbeitspsychologie* (7. Aufl.). Zürich: Schäffer-Poeschel.

Väänänen, A., & Toivanen, M. (2017). The challenge of tied autonomy for traditional work stress models. *Work & Stress, 32* (1), 1–5.

van der Doef, M., & Maes, S. (1999). The Job Demand-Control (-Support) model and psychological well-being: A review of 20 years of empirical research. *Work & Stress, 13*, 87–114. https://doi.org/10.1080/026783799296084.

Volpert, W. (1974). *Handlungsstrukturanalyse als Beitrag zur Qualifikationsforschung.* Köln: Pahl-Rugenstein.

Voskuijl, O. F., & van Sliedregt, T. (2002). Determinants of Interrater Reliability of Job Analysis: A Meta-analysis. *European Journal of Psychological Assessment, 18*, 52–62. https://doi.org/10.1027//1015-5759.18.1.52.

Wischmann, S., & E. A. Hartmann (2018). Zukunft der Arbeit in Industrie 4.0 – Szenarien aus Forschungs- und Entwicklungsprojekten. In S. Wischmann & E. A. Hartmann (Hrsg.), *Zukunft der Arbeit – Eine praxisnahe Betrachtung* (S. 1–8). Berlin: Springer. https://doi. org/10.1007/978-3-662-49266-6.

Zink, K. J., & Bosse, C. K. (2019). Megatrends im Kontext von Arbeit und Organisation im 21. Jahrhundert. In K. J. Zink (Hrsg.), *Arbeit und Organisation im digitalen Wandel* (S. 35–52). Baden-Baden: Nomos.

Printed in the United States
by Baker & Taylor Publisher Services